(Travail de la Clinique du système nerveux de la Salpêtrière)

PATHOGÉNIE

DE LA

STASE PAPILLAIRE

DANS

LES AFFECTIONS INTRA-CRANIENNES

PAR

Le Dr Louis DUPUY-DUTEMPS

Ancien interne des hôpitaux de Paris

PARIS

G. STEINHEIL, ÉDITEUR

2, RUE CASIMIR-DELAVIGNE 2

1900

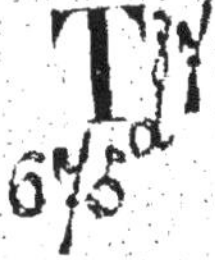

(Travail de la Clinique du système nerveux de la Salpêtrière)

PATHOGÉNIE

DE LA

STASE PAPILLAIRE

DANS

LES AFFECTIONS INTRA-CRANIENNES

PAR

Le Dr Louis DUPUY-DUTEMPS

Ancien interne des hôpitaux de Paris

PARIS

G. STEINHEIL, ÉDITEUR

2, RUE CASIMIR-DELAVIGNE 2

—

1900

IMPRIMERIE A.-G. LEMALE, HAVRE

MONSIEUR LE PROFESSEUR RAYMOND

Membre de l'Académie de Médecine.

PATHOGÉNIE

DE LA

STASE PAPILLAIRE

DANS

LES AFFECTIONS INTRA-CRANIENNES

Toute théorie pathogénique, pour être satisfaisante, doit se fonder sur des faits anatomiques et physiologiques démontrés et pouvoir s'appliquer à tous les faits d'observation clinique sans être en contradiction avec aucun.

C'est en partant de ce principe que nous chercherons à préciser la physiologie pathologique de la stase papillaire dans les affections intra-crâniennes.

Avant d'aborder l'examen critique des diverses théories qui ont été proposées, nous croyons donc utile de résumer les données cliniques et anatomiques qui serviront de base à cette étude. Nous exposerons ensuite les résultats de nos recherches histologiques dans trois cas différents d'œdème papillaire. Dans un dernier chapitre nous indiquerons, en nous appuyant sur l'ensemble de ces notions, quelle est la doctrine qui nous paraît devoir être adoptée.

Nous avons réuni nos observations à la fin de ce travail. Elles ont été pour la plus grande partie recueillies dans le service de notre maître, M. le professeur Raymond ; et dans la majorité des cas nous avons pu vérifier nous-même l'état du fond de l'œil.

Nous aurions pu aisément en rapporter un plus grand nombre ; mais pour éviter les surcharges et les redites inutiles, nous avons préféré choisir parmi les nombreux documents du riche service de la Salpêtrière seulement les cas typiques. Chacune de nos observations montre un point particulier de l'évolution de la lésion oculaire dans le cours des affections intra-crâniennes. Leur ensemble est l'histoire même de la stase papillaire.

CHAPITRE PREMIER

Considérations cliniques.

De Græfe (1), le premier, en 1860, décrivit une névrite optique spéciale, accompagnant les affections intra-crâniennes, et à laquelle il donna le nom, que beaucoup lui ont conservé, de *stase papillaire* (Staungs papille). Depuis, selon les conceptions pathogéniques qui ont été soutenues ou acceptées par les divers auteurs, d'autres dénominations ont été proposées pour désigner la même altération : névrite par stase, œdème de la papille, névrite, papillite, névrite œdémateuse, névrite étranglée.

Pour éviter de déformer les faits en les exposant avec une idée préconçue, nous en donnerons la description d'après M. de Wecker ; elle est d'ailleurs classique et acceptée par tous :

« Les premiers signes ophtalmoscopiques de la papillite (qui dans les affections cérébrales échappent si souvent à l'observation, attendu qu'elles peuvent ne s'accompagner d'aucun trouble fonctionnel de la vue) consistent dans un *rétrécissement des artères*, une *hyperémie avec tortuosité des veines*, une *apparition anormale de fins vaisseaux de la papille*, une *rougeur exagérée* et, parfois, un état télan-

(1) DE GRÆFE. Ueber Complication von Sehnervenentzündung mit Gehirn-krankeiten. *Archiv f. Ophtalm.*, 1860.

giectasique du tissu papillaire. Un observateur attentif se rendra aisément compte que le *début de l'altération se manifeste dans le système vasculaire du nerf optique.*

« Un second signe est l'effacement des limites de la papille, principalement le long du parcours des vaisseaux qui les masquent en grande partie. A ce niveau, les veines élargies font déjà, en dépassant la limite effacée de la papille, un coude et se trouvent aplaties en gagnant le plan rétinien.

« Un troisième signe de la papillite, mais qui suit le précédent, est le soulèvement de l'entrée du nerf optique avec accentuation de sa structure en fibres rayonnantes.....

« Au début de la papillite ce sont ces symptômes qui prédominent et peuvent pendant très longtemps subsister seuls. Puis, peu à peu, dans certains cas, assez brusquement, et dès le début dans d'autres, la papille perd sa transparence et prend une teinte grisâtre. Tout d'abord la striation s'accentue encore quelque peu, cessant avec une teinte grisâtre et irrégulière un peu au delà des bords de la papille ; mais bientôt toute striation s'efface ; la papille forme un véritable champignon grisâtre qui proémine dans l'intérieur de l'œil... Un certain halo grisâtre recouvre veines et artères jusqu'à une petite distance du bord papillaire, *sur la rétine même.*

« Dans un très grand nombre de papillites, presque constamment lorsqu'elles ont atteint un haut degré, on rencontre des hémorrhagies en flammèches dans la papille..... Dans la papillite pure, il est rare que le restant de la rétine, en particulier la périphérie de la macula, soit le siège d'apoplexies.....

« Lorsque la papillite a déjà persisté un certain temps et que le degré de turgescence ou de soulèvement œdémateux maximum est passé, on peut voir changer la coloration de la papille. Celle-ci se strie de plus en plus en blanc et se garnit sur son versant et parfois sur le sommet de flammèches ressemblant aux fibres à double contour, et qui ne sont autre chose que des plaques de fibres nerveuses variqueuses et sclérosées. A ce moment l'absorption partielle et la transformation en plaques de cellules graisseuses des hémorrhagies peuvent aussi donner lieu à l'apparition de plaques irrégulières.....

« A mesure que les phénomènes régressifs progressent, la rougeur de la papille disparaît et fait place à une teinte de plus en plus grise, tirant finalement sur le blanc. La papille s'affaisse et s'élargit, elle semble s'étaler, dépassant d'un quart et même d'un demi-centimètre la limite choroïdienne et présentant un bord diffus... Ce qui attire l'attention, c'est la *longue persistance de la tortuosité des veines*, se prolongeant même parfois lorsque déjà un degré avancé d'atrophie s'est développé dans le nerf optique. Les artères, au contraire, s'amincissent de plus en plus et finissent par se transformer en fins filets blanchâtres. » (*Traité complet d'Ophtalmologie*, t. IV, 1889.)

Nous voyons d'après cette description, empruntée cependant à un adversaire de la théorie de la stase veineuse, que, dès le début, l'altération papillaire consiste seulement en des modifications circulatoires: la réplétion des veines, le rétrécissement des artères et la dilatation exagérée du réseau capillaire de la papille. L'œdème, qui provoque la forte saillie caractéristique du disque optique, n'apparaît que plus tard, comme un phénomène secondaire, consécutif à la stase veineuse. Telle est, du moins, la notion classique, unanimement acceptée et dont nous avons eu l'occasion d'observer par deux fois nous-même (obs. 13 et 14) la parfaite exactitude. Les deux malades, entrés à l'hôpital avec des signes très nets de tumeur intra-crânienne, ne présentaient dès le début de l'observation aucune altération du fond de l'œil. La papillite s'est développée sous nos yeux et nous avons pu en suivre pas à pas les diverses phases. Dans les deux cas l'apparition de l'œdème a été précédée par la congestion de la papille et la dilatation des veines.

Des faits exceptionnels où l'œdème aurait apparu d'emblée ont été cités par M. Parinaud (1), Bouchut (2), Warlomont et Duwez (3). Il ne nous paraît pas qu'on puisse en faire la base d'une théorie générale, et nous retiendrons que l'image ophtalmoscopique se présente toujours dès le début avec le caractère de la stase veineuse, et qu'elle conserve ce caractère jusqu'au terme de l'évolution.

Un point capital de l'histoire de l'œdème papillaire est que les affections les plus diverses par leur nature et par leur siège peuvent le déterminer.

C'est ainsi qu'il peut être provoqué, avec ses caractères typiques, par les tumeurs, les kystes, les phlegmons de l'orbite. Tel le cas rapporté et figuré par Leber (4), où la

---

(1) PARINAUD. De la névrite optique dans les affections cérébrales. *Annales d'Oculist.*, 1879.

(2) BOUCHUT. *Atlas d'Ophtalmoscopie médicale.*

(3) WARLOMONT et DUWEZ. Étiologie de la névro-rétinite. *Annales d'Oculist.*, 1877.

(4) LEBER, in *Grœfe. Sœmisch*, 1877.

papillite, développée au cours d'un myxo-sarcome de l'orbite, présentait les mêmes caractères histologiques que celle des tumeurs cérébrales.

Mais ses conditions étiologiques les plus fréquentes sont de beaucoup les affections intra-crâniennes. Les méningites, et surtout les méningites chroniques, s'accompagneraient de papillite dans la moitié des cas, d'après M. Parinaud (*loc. cit.*). D'après nos observations personnelles, elle serait bien plus rare et même exceptionnelle dans la méningite aiguë : sur une vingtaine de cas que nous avons examinés à ce point de vue, chez l'adulte ou chez l'enfant, nous n'avons pas eu l'occasion d'observer une seule fois un véritable œdème de la papille. La proportion, d'après de récentes communications, paraît plus élevée dans ces formes de *méningite séreuse*, décrites par Quincke et curables par la ponction lombaire (F. Brusch (1), Oppenheim (2).

On la retrouve aussi dans l'hydrocéphalie ventriculaire, les abcès encéphaliques, la thrombose des tissus, les gommes, les cysticerques du cerveau.

Mais de toutes les affections intra-crâniennes, les tumeurs cérébrales tiennent le premier rang au point de vue de la fréquence dans l'étiologie de la stase papillaire. On l'observerait, d'après Taylor (3), dans la proportion de 80 p. 100 des cas de tumeurs intra-crâniennes, ce qui donne à ce symptôme une valeur diagnostique considérable. J.-M. Martin (4),

(1) F. BRUSCH. De la ponction lombaire dans l'hydrocéphalie chronique et la méningite séreuse. *Zeitschr. f. klin. Medic.*, 1898.
(2) OPPENHEIM. *Soc. de Médecine interne de Berlin*, 1897.
(3) TAYLOR. *Harveian Soc. of London*, d'après *The Lancet*, 1893.
(4) J.-M. MARTIN. *The Lancet*, 1897.

dans une importante statistique portant sur 600 cas de tumeurs intra-crâniennes, indique les rapports entre l'existence de la névrite et le siège ou la nature de la lésion encéphalique. Il a noté que la névrite est constante dans les tumeurs des tubercules quadrijumeaux; qu'elle existe dans 89 p. 100 des cas de tumeur cérébelleuse et des parties postérieures du cerveau; qu'elle manque dans près des deux tiers des cas de tumeur de la protubérance, de la moelle allongée et du corps calleux. Elle est assez rare dans les cas de tubercule, et très commune dans les cas de gliome et de tumeurs kystiques. Quant à l'indication tirée de sa prédominance d'un côté, elle a donné lieu à des assertions si contradictoires qu'on ne peut lui accorder aucune valeur pour la localisation de la lésion. Il semble toutefois, d'après la statistique de Martin, que la tumeur se trouve plus fréquemment du côté où la névrite prédomine.

En somme, il n'existe aucun rapport anatomique direct entre le siège de la lésion intra-crânienne et le trajet des fibres optiques pouvant expliquer la lésion papillaire par une compression ou une destruction de ces fibres. Toutes nos observations suivies d'autopsie (de 1 à 7) sont une nouvelle confirmation de ce fait, depuis longtemps établi. Mais il n'était pas inutile d'y insister de nouveau puisque dans les traités de pathologie les plus récents la compression directe des fibres visuelles par une tumeur ou par une plaque de méningite scléreuse est encore admise pour expliquer l'œdème de la papille.

On sait bien, d'ailleurs, que la compression seule, et s'il ne s'y ajoute pas d'autres facteurs, en produisant lentement ou rapidement la destruction des nerfs optiques ou de leur prolongement crânien, n'a d'autre conséquence que la dégénérescence simple du tronc nerveux. A l'ophtalmoscope, elle se traduit par la décoloration plus ou moins rapide et complète du disque optique, le rétrécissement des vaisseaux et aboutit à l'atrophie blanche de la papille, qui à aucun moment ne présente ni hyperémie, ni œdème.

Au point de vue fonctionnel, la différence est tout aussi nette. La stase papillaire peut persister pendant des mois, et même des années, avec une acuité visuelle intacte et sans occasionner d'autre gêne que des phénomènes passagers d'obnubilation de la vue (voir les observations 13 et 15). Plus tard, quand les troubles de la vision s'accentuent, le champ visuel se rétrécit régulièrement et concentriquement (obs. 12). Au contraire, toute compression du nerf optique, du chiasma ou des bandelettes se traduit immédiatement par un trouble fonctionnel aisément appréciable, correspondant au nombre et au siège des fibres comprimées ou détruites : scotomes plus ou moins étendus du champ visuel, hémiopie homonyme ou hétéronyme, abolition complète de la vue. Et ces symptômes apparaissent déjà avant toute altération appréciable à l'ophtalmoscope : la décoloration de la papille n'apparaît que plus tard ; elle ne les précède jamais.

N'est-ce pas ce qu'on observe, par exemple, dans les lésions voisines du trou optique, dans les tumeurs postérieures de l'orbite, les fractures de l'étage antérieur du crâne et dans l'acromégalie, quand la tumeur pituitaire atteignant le chiasma amène par sa compression ou son envahissement l'hémiopie temporale et l'atrophie optique, ainsi que Uhthoff (1) vient d'en rapporter trois nouveaux

(1) Uhthoff. Ein Beitrag zu den Sehstörungen bei Zwergwuchs und Reschwuchs resp. Acromegalie. *Berlin. klin. Woch.*, 1897.

exemples? La stase papillaire ne se produit jamais dans ces conditions.

L'impossibilité de trouver dans une lésion directe des voies optiques la raison de cette altération spéciale de la papille avait frappé les premiers observateurs, et De Græfe ne tarda pas à reconnaître l'insuffisance de sa conception d'une névrite descendante. De plus, l'œdème papillaire est toujours bilatéral, quelle que soit d'ailleurs sa cause intra-crânienne, qu'il s'agisse d'une méningite, d'un kyste ou d'une tumeur proprement dite. Les deux yeux sont atteints à peu près simultanément et les lésions de la papille évoluent parallèlement, prédominant parfois sur un œil, mais intéressant toujours l'autre.

On fut ainsi amené à rechercher, en dehors de toute question de localisation ou de nature de l'affection intra-crânienne primitive, la cause des lésions oculaires dans une modification générale des conditions physiologiques du contenu crânien, capable d'agir en même temps et symétriquement sur les deux nerfs. Modification purement mécanique pour les uns, amenant l'infiltration du nerf par excès de tension intra-crânienne, hydrocéphalie ou œdème cérébral; altération d'ordre chimique ou infectieux pour d'autres, provoquant le développement d'une névrite optique par l'action du liquide céphalo-rachidien altéré. D'autres, enfin, reconnaissant l'existence de ces deux sortes de causes, ont adopté une doctrine mixte faisant une part égale à la toxi-infection et à l'hypertension.

Nous examinerons plus loin en détail ces diverses théories. Pour le moment nous nous bornerons à constater que tous les auteurs sont d'accord pour considérer l'œdème de la papille comme un syndrome bien défini et relevant toujours de la même cause, quelles que soient les conditions étiologiques variées dans lesquelles on l'observe.

Ses caractères cliniques le distinguent, d'ailleurs, de toutes les autres formes de papillite. L'image ophtalmoscopique est bien différente dans les névrites infectieuses, syphilitique, grippale, etc., où toute l'altération apparente consiste en une congestion plus ou moins vive du disque optique, avec effacement plus ou moins marqué de ses bords, sans qu'il se produise jamais cette forte saillie grisâtre, en bouton, de la papille, qui proémine de deux à trois millim. dans l'intérieur de l'œil. Un pareil gonflement est spécial à la névrite œdémateuse ; spéciale aussi l'évolution des troubles fonctionnels.

Comme l'a fait justement remarquer M. Parinaud (*loc. cit.*), l'œdème papillaire peut persister très longtemps, même avec des altérations ophtalmoscopiques considérables, sans s'accompagner de troubles importants de la vue (voir nos observations 12, 13 et 15), et se résoudre en laissant la vision intacte ; tandis que dans les névrites proprement dites l'affaiblissement de la vision apparaît d'emblée, dès le début, en même temps que les signes ophtalmoscopiques ; il persiste et s'aggrave rapidement ; et, même après la guérison complète de la névrite, les lésions irréparables qui se produisent toujours ne permettent qu'une amélioration limitée.

Seule la névro-rétinite brightique peut présenter une symptomatologie assez analogue. La saillie et l'œdème de la papille y sont assez marqués, sans atteindre toutefois le même degré que dans la névrite œdémateuse. Les lésions rétiniennes étendues bien au delà des bords de la papille, leurs caractères particuliers, permettront d'ailleurs de toujours distinguer la névro-rétinite albuminurique. Nous remarquerons, en passant, que les altérations encéphaliques, l'œdème, l'hydropisie ventriculaire sont des complications assez fréquentes des néphrites, pour qu'on leur ait attribué un rôle dans la production de certains accidents urémiques (M. Raymond). Ne pourraient-elles ici, au même titre que dans les cas de tumeurs cérébrales, contribuer à la production de l'œdème papillaire ?

Par ses signes fonctionnels, comme par ses signes ophtalmoscopiques, la stase papillaire apparaît donc comme une entité symptomatique, à laquelle il est légitime de reconnaître dans tous les cas le même mécanisme pathogénique, les mêmes effets provenant mêm d les causes.

CHAPITRE II

Considérations anatomiques et physiologiques.

Quelles que soient les causes de la stase papillaire dans
les affections cérébrales, il est remarquable que les modifications intra-crâniennes, qui la produisent, n'atteignent
que le nerf optique seul, laissant intacts tous les autres
nerfs crâniens.

Le fait est tellement général et si constant qu'une paralysie faciale, un trouble de l'audition et de l'odorat, une
anesthésie constatée dans le domaine du trijumeau, permettront au clinicien de diagnostiquer avec certitude une
lésion en foyer, siégeant sur le trajet des nerfs correspondants ou au niveau de leurs origines. Les troubles de la
vue, résultant d'une névrite œdémateuse, n'ont pas de
signification semblable, et ne peuvent même pas être une
indication pour la localisation du foyer.

Seul de tous les nerfs crâniens, le nerf optique est
le siège d'altérations graves pouvant aboutir et aboutissant
toujours, au bout d'un temps suffisant, à la destruction,
sans que ses fibres soient directement atteintes par la lésion
cérébrale.

L'explication d'une élection si exclusive et si constante
ne peut se trouver que dans la disposition anatomique

spéciale de ce nerf et dans ses particularités physiologiques.

Dans sa partie extra-crânienne, le nerf optique se trouve revêtu d'un prolongement des méninges qui l'entoure d'une triple gaine, durale, arachnoïdienne, pie-mérienne et qui l'accompagne dans toute l'étendue de son trajet orbitaire, depuis le trou optique jusqu'au globe de l'œil. A son passage à travers la sclérotique, le nerf perd ses gaines : l'externe se continue avec la sclérotique, tandis que les gaines piale et arachnoïdienne s'arrêtent en se fusionnant entre elles, au niveau de la lame criblée.

L'espace *intervaginal*, compris entre les gaines durale et piale (et divisé lui-même en deux parties par l'arachnoïde) se termine donc en cul-de-sac au pôle postérieur de l'œil. Au niveau du trou optique, il se continue dans les espaces correspondants des méninges crâniennes avec lesquels il est en libre communication.

Manz (1) donna le premier la preuve anatomo-pathologique de cette communication en constatant la coïncidence de l'hydropisie de la gaine optique avec l'hydropisie du cerveau. Schwalbe (2), quelques années plus tard, en fournissait la démonstration expérimentale en montrant que les liquides injectés, même avec une faible pression, sous la dure-mère crânienne pénétraient entre les gaines du nerf optique et s'étendaient jusqu'à leur extrémité antérieure, au point d'insertion sur la sclérotique. Le fait est aujourd'hui hors de doute et bien établi par de nombreuses expé-

(1) MANZ. Hydrops vaginæ u. optici. *Klin. Monatsbl. f. Aughk.*, 1865.
(2) SCHWALBE. Untersuchungen über die Lymphbahnen der Auges und ihre Begrenzung. *M. Schultze's Archiv*, 1870.

riences analogues (Schmidt-Rimpler, Manz, Deutschmann, Parinaud, etc.). Pfister (1) l'a vérifié anatomiquement sur des coupes décalcifiées faites au niveau du trou optique.

Le liquide céphalo-rachidien occupe donc physiologiquement la gaine optique, au même titre que les espaces sous-arachnoïdiens cérébraux. Mais peut-il de l'espace vaginal pénétrer dans l'épaisseur du nerf ? et peut-il, sous certaines conditions de tension, déterminer ainsi par imbibition un œdème interstitiel de la papille et du tronc nerveux ?

Schmidt-Rimpler (2) est le seul qui ait pu, en injectant sous pression des liquides colorés dans l'espace sous-arachnoïdien, sur des animaux morts, faire pénétrer l'injection dans le nerf et jusque dans la papille ; il décrit même des canaux lymphatiques, traversant la lame criblée, par lesquels se ferait cette pénétration. Ces prétendus canaux n'ont jamais été retrouvés depuis et Schwalbe (*loc. cit.*), dans son étude si complète des lymphatiques de l'œil, ne les signale pas. Les nombreux auteurs, en particulier Forlamini (3) et Parinaud, qui ont répété les expériences de Schmidt, n'ont pas confirmé ses observations. Ses résultats ne doivent pas être acceptés.

Il est d'ailleurs nécessaire, lorsqu'on étudie les voies lymphatiques, de se placer dans les conditions physiologiques normales. Les injections sous pression faites sur le cadavre ne sont qu'un procédé grossier et souvent infidèle pour l'étude des fines voies de communication lympha-

(1) PFISTER. Ueber Form und Grösse des intervaginal Raumes des Schuerven im Bereich des Canalis opticus. *Arch. f. Opht.*, 1890.

(2) SCHMIDT-RIMPLER. Zur Entstheung der Staungs-papille. *Arch. f. Ophtalm.*, 1869.

(3) FORLAMINI. *Annali di ottalmolog.*, 1871 (cité par PARINAUD).

tique. Les modifications *post mortem*, les altérations et les déchirures microscopiques des éléments anatomiques par action mécanique ne peuvent permettre d'en tirer une conclusion ferme.

C'est donc à l'animal vivant qu'il faut s'adresser. Les substances colorantes solubles doivent être rejetées pour ces expériences, car elles diffusent par osmose dans tous les tissus voisins, sans démontrer pour cela la perméabilité aux liquides des parties qu'elles traversent, les phénomènes osmotiques se produisant à travers les membranes, alors même qu'elles sont imperméables aux liquides. Au contraire, les substances finement pulvérulentes en suspension dans l'eau (bleu de Prusse, encre de Chine) constituent des masses d'injection très pénétrantes, non diffusibles, donnant des résultats constants, précis et facilement contrôlables. De plus, elles se résorbent lentement, ce qui permet d'étudier sur des coupes microscopiques leur répartition exacte dans les tissus.

Notre collègue A. Sicard, au cours de ses recherches sur la physiologie du liquide céphalo-rachidien, ayant pratiqué sur des chiens vivants des injections d'encre de Chine dans l'espace sous-arachnoïdien par voie lombaire ou crânienne, a bien voulu nous confier l'examen des nerfs optiques et des yeux des animaux ainsi traités.

La minime quantité d'encre injectée (deux centimètres cubes pour les chiens de 12 à 15 kilogrammes) ne pouvait modifier de façon sensible ni durable la pression intra-crânienne. Les animaux ont été sacrifiés à des intervalles variables de seize heures à douze jours. Nous avons pu ainsi constater sur des coupes microscopiques la pénétration rapide de l'encre dans l'espace intervaginal qu'elle remplit, son élimination progressive à travers la gaine durale, l'absence complète de pénétration dans le tissu nerveux, dans la papille et dans les enveloppes internes de l'œil, quel que fût le point examiné ou l'époque de l'injection. Voici d'ailleurs la note que nous avons rédigée à cette occasion (1) :

« De nombreuses granulations d'encre de Chine occupent l'espace intervaginal du nerf optique, les unes libres, d'autres englobées dans les leucocytes. Certaines ont pénétré *superficiellement* la gaine piale ; aucune ne l'a traversée.

« Le tissu nerveux et les tractus conjonctifs qui le cloisonnent ne contiennent pas de granulations. Au contraire, elles pénètrent et traversent la gaine durale pour migrer vers l'extérieur dans le tissu cellulaire environnant où on en voit un grand nombre.

« Au point de pénétration du nerf optique dans la sclérotique, elles s'arrêtent au niveau du cul-de-sac de la gaine où elles forment un amas plus volumineux qu'en tout autre point. Là aussi on les voit pénétrer et traverser la gaine durale et se répandre dans le tissu cellulaire rétro-bulbaire.

« Je n'en ai pas observé dans l'épaisseur de la sclérotique, de la papille, de la rétine, ni de la choroïde. J'ai fait cette recherche en ayant soin, pour éviter toute erreur due à la présence du pigment physiologique de l'œil, de traiter les coupes par l'eau oxygénée, qui décolore le pigment choroïdien, tout en laissant intacte la teinte des granulations d'encre de Chine. »

(1) A. SICARD. *Les injections sous-arachnoïdiennes et le liquide céphalo-rachidien.* Thèse de Paris, 1900.

Ainsi nous n'avons même pas pu constater ces voies de communication décrites par Michel (1) entre l'espace intervaginal et les espaces périchoroïdiens.

Ces observations expérimentales s'accordent avec les observations anatomo-pathologiques. Dans les hématomes des gaines optiques, suite d'hémorrhagie méningée, traumatique ou spontanée, fusant dans l'espace intervaginal, on n'a jamais constaté la pénétration du sang (qui distendait cependant fortement la gaine externe), ni même de sérosité sanguinolente, ni dans la papille, ni à travers la gaine piale dans l'intérieur du tronc nerveux. Tels sont les faits, suivis d'autopsie, rapportés à l'Académie de médecine par le professeur Panas (2), les cas de Talko (3), de Zacher (4), de Remak (5) et celui plus récent de Bouveret (6).

Nous sommes donc amené à conclure, de par l'expérimentation et l'anatomie pathologique, qu'il n'existe pas physiologiquement de voies de communication permettant aux liquides épanchés dans l'espace intervaginal de pénétrer, à travers la gaine piale, dans la substance nerveuse, ni dans ses cloisons conjonctives.

(1) MICHEL. *Archiv f. Ophtalm.*, XIII, 1872.

(2) PANAS. Contribution à l'étude des troubles circulatoires visibles à l'ophtalmoscope dans les lésions traumatiques du cerveau. *Acad. de méd.*, 22 février 1876.

(3) TALKO. Ein Extravasat zwischen dem Schnerven und denen Scheiden sowie ein Extravasat im linkem Glaskörper im Folge von Schädelbruch und Zerreizung der Arteria meninga media. *Klin. Monatsbl.*, 1873.

(4) ZACHER. Doppelseitige Stauungs papille mit Perineuritis bei Hämatom der Dura-mater. *Neurolog. Centralbl.*, 1893.

(5) REMAK. Ueber das Auftreten von Stauungs papille bei Hirnblutungen. *Berlin. klin. Woch.*, 1886.

(6) BOUVERET. Hématome du nerf optique dans l'hémorrhagie cérébrale. *Revue médicale*, 1895.

D'autre part, il est bien démontré par les recherches de Wolfring (1) qu'il existe à travers la lame criblée une communication entre les espaces lymphatiques de la rétine et ceux du nerf optique, ceux-ci se continuant d'autre part vers le crâne avec les espaces analogues du chiasma. Une injection poussée au-dessous de la *gaine interne* du nerf pénètre à travers la lame criblée dans la papille et se répand dans la rétine en suivant les espaces péri-vasculaires décrits par His. Au voisinage de la papille, la masse injectée, remplissant les espaces qui séparent les fibres nerveuses, suit leur disposition radiée (Schwalbe (2). Knies (3) a montré en outre qu'une injection poussée dans le nerf optique pénétrait jusqu'au chiasma et la bandelette.

Les voies lymphatiques de la rétine et du nerf optique appartiennent donc à un même système, indépendant de l'espace sous-vaginal et en relation avec la circulation lymphatique de l'encéphale.

Une autre disposition spéciale au nerf optique est le mode de vascularisation de sa partie terminale : papille et rétine. L'artère centrale de la rétine, branche de l'ophtalmique, qui irrigue ce territoire pénètre à travers les gaines dans l'intérieur du nerf optique à une distance variable, de 15 millimètres environ, en arrière du globe de l'œil. Elle se loge dans la partie centrale du tronc nerveux et, traversant avec lui l'anneau scléral, vient s'épanouir à la papille en ses branches terminales. Dans son trajet, elle abandonne quelques rameaux à la partie du nerf qui la

(1) WOLFRING. Ein Beitrag zur histologie der Lamina cribosa. *Arch. f. Ophthalm.*, 1872.
(2) SCHWALBE. *Lehrbuch der anatomie des Auges.* Erlangen, 1887.
(3) KNIES. *Klin. Monatsbl. f. Augenh.*, 1882.

loge et au niveau de la lame criblée est unie par quelques
grêles anastomoses avec les ciliaires postérieures par l'intermédiaire du cercle artériel de Zinn. Quant à ses branches rétiniennes, comme les artères du cerveau, elles sont
terminales et n'ont pas d'anastomoses. Celles de l'anneau
artériel de Zinn et celles du tronc optique sont d'ailleurs
purement anatomiques et ne peuvent jouer aucun rôle
physiologique de suppléance, comme le prouvent l'ischémie rétinienne et la perte définitive de la vue dans l'embo-
lie du tronc de l'artère centrale.

La veine correspondante suit exactement le trajet de
l'artère à laquelle elle est accolée dans l'épaisseur du nerf.
Elle sort de la gaine en la traversant obliquement, soit en
avant, soit le plus souvent en arrière de l'artère, et débouche
dans l'ophtalmique ou directement dans le sinus caverneux.
Elle ramène le sang de la papille et de la rétine, ainsi que
de la partie centrale du nerf, dans l'étendue de son court
trajet. Les faibles et rares anastomoses qu'elle reçoit des
veinules ciliaires, au niveau de la lame criblée ou dans son
trajet intra-neural (Leber) (1), nous paraissent insuffi-
santes pour constituer des voies de suppléance efficace
dans les cas d'oblitération du tronc veineux. En injectant
sous pression dans la gaine optique une solution coagulable d'agar on détermine en effet, par la compression du tronc
de la veine centrale, des phénomènes de stase et d'œdème
permanents dans le domaine de la papille, indépendants
d'ailleurs de tout processus inflammatoire [expérience de
Deutschmann (2)].

(1) Leber, *Archiv f. Ophthalm.*, 1868.
(2) Deutschmann, *Ueber neuritis optica*, etc. Iéna, 1887.

Mais après sa sortie du nerf, dans son trajet orbitaire, elle s'unit par de nombreuses et larges anastomoses avec les veines voisines, qui elles-mêmes communiquent librement avec les veines de la face, ainsi que l'a montré Sesemann (2). De sorte que les injections poussées dans la veine centrale de la rétine pénètrent aussi facilement dans les veines superficielles de la face que dans l'ophtalmique ou le sinus caverneux (Sesemann) ; et qu'un obstacle siégeant sur le trajet orbitaire de la veine, après sa sortie de la gaine, ou même dans le sinus caverneux ne peut apporter aucune gêne à la circulation de retour de la papillo-rétine.

En résumé, le nerf optique dans son trajet extra-crânien est entouré d'une gaine formée par un prolongement des méninges ; la cavité de cette gaine communique largement et à plein canal avec les espaces sous-arachnoïdiens encéphaliques ; il n'existe pas de communications entre l'espace intervaginal et le tissu interstitiel du nerf ; les espaces lymphatiques de la rétine, de la papille et du nerf appartiennent à un même système et se continuent avec ceux de l'encéphale ; la circulation sanguine papillo-rétinienne se résume en la veine et l'artère centrales ; elle est physiologiquement terminale et indépendante des territoires vasculaires voisins.

(2) Sesemann, Die Orbital venen des Menschen und ihr Zusammenhang mit der oberflächichen Venen des Kopfes. *Arch. f. Anat. und Physiolog.*, 1869.

CHAPITRE III

Revue des théories pathogéniques.

I. — Par compression intra-crânienne. — Nous serons bref sur cette théorie qui attribue la production de l'œdème papillaire à une compression des fibres optiques dans leur trajet intra-crânien. Il est surabondamment démontré que semblable lésion ne s'accompagne jamais de congestion du disque optique et qu'elle aboutit d'emblée à l'atrophie simple de la papille. Il est d'ailleurs connu que le siège de la tumeur intra-crânienne est absolument sans rapports avec les tractus optiques. Toutes nos observations suivies d'autopsie (de 1 à 7) le démontreraient si une pareille démonstration était encore à faire.

Nous n'insisterions pas davantage sur ce point si, dans le même ordre d'idées, de nombreux auteurs, même dans des ouvrages récents, ne reconnaissaient encore comme cause possible de la lésion papillaire une compression exercée au niveau du chiasma, non plus par une tumeur, mais par la dilatation hydrocéphalique du troisième ventricule. Le plancher du ventricule refoulé par le liquide sous pression viendrait comprimer et écraser, pour ainsi dire, le chiasma sur la gouttière osseuse où il repose. Si cette compression est physiologiquement admissible, elle ne doit amener, comme toutes les compressions nerveuses, que des phénomènes de dégénération simple ; mais on ne conçoit pas par quel mécanisme elle pourrait provoquer l'œdème de l'extrémité périphérique du nerf. Nous avons vu d'ailleurs que la compression du chiasma par les tumeurs du corps pituitaire, par exemple, ne produit pas de stase papillaire, mais bien l'atrophie du nerf par simple dégénération.

II. — **Théories par action vaso-motrice ou réflexe.** — Brown-Séquard, le premier; puis Huglins Jackson (1), Benedict (2) en 1868 et dans un plus récent travail de 1897, soutinrent que l'altération de la papille et l'atrophie optique consécutive étaient dues à une névrose vaso-motrice provoquée par l'irritation des fibres trophiques ou sympathiques du nerf, d'origine cérébrale; les troubles vaso-moteurs persistants finissant par amener des lésions trophiques. Loring (3) invoque une irritation du trijumeau dont les fibres non seulement seraient régulatrices de la circulation papillaire, mais auraient aussi une action trophique.

Adamkiewicz (4) aboutit à une conception voisine de celle de Loring. Récemment Dor (de Lyon) (5), après avoir décrit dans le nerf optique de nouveaux filets sympa-

(1) H. JACKSON. Observation on defect of sight in brain disease. *Opht. Hosp. Rep.*, 1863.

(2) BENEDICT. *a)* Ueber die Bedeutung der Sehnervenentzündung bei Gehirn-affectionen. *All. Wien. med. Zeitg.*, 1868.

b) Beiträge zur Augenheilkunde. *Arch. f. Ophthalm.*, 1897.

(3) LORING. *a)* Remarks on the etiology of choke disc, in brain disease. *Americ. Journ. of med. sciences*, 1875.

b) A news nervous connection between intracranial disease and choke disc. *New-York med. Journ.*, 1882.

(4) ADAMKIEWICZ. *a)* Ueber die Staungs papille. *Neurolog. Centralblt.*, 1893.

b) Die sog. Staungs papille und ihre Bedeutung als eines Zeichen von gesteigerten druck in der Höhle des Schädels. *Zeitschr. für klin. Med.*, 1895.

(5) DOR. Les nervi nervorum du chiasma et des nerfs optiques. *IXe Congrès intern. d'Ophtalm.*, Utrecht, 1899.

thiques prenant origine dans la lame sus-optique, émet l'hypothèse que l'irritation de ces fibres par la distension du troisième ventricule pourrait être l'origine des troubles vasculaires et de l'œdème de la papille.

Nous ne croyons pas devoir insister sur ces diverses théories, pures hypothèses ne reposant sur aucune base anatomique ou physiologique certaine.

III. — Théorie de la stase veineuse par compression du sinus caverneux. — Türck (1), à l'occasion d'hémorrhagies rétiniennes trouvées dans un cas de tumeur cérébrale, fut le premier à émettre l'idée que la cause de ces altérations de l'œil devait être attribuée à la stase veineuse provoquée dans le sinus caverneux par l'élévation de la tension intra-crânienne.

Longtemps après, A. de Græfe (2) donnait la description clinique de la stase papillaire (Staungs papille) et établissait ses rapports avec les affections intra-crâniennes. L'importance de la congestion veineuse qui marque le début de l'altération ophtalmoscopique n'avait pas échappé à cet observateur judicieux. C'est sur ce fait, d'ailleurs réel, qu'il basa sa théorie pathogénique. La voici : l'augmentation de la pression intra-crânienne aurait pour conséquence la compression du sinus caverneux, d'où stase sanguine dans la veine ophtalmique et les veines rétiniennes. De cette stase résulterait l'œdème du tissu de la papille, et l'anneau scléral inextensible, enserrant comme un lien l'extrémité

---

(1) TÜRCK. Ein Fall von Hämorrhagie der Netzhaut beider Augen. *Zeitsch* d. *Gesselsch. der Wiener Aertze*, 1853.
(2) DE GRÆFE. *Loco citato.*

du nerf déjà gonflé, agirait comme un « multiplicateur » pour augmenter encore la stase veineuse et l'œdème de la papille ; il contribuerait aussi à amener l'ischémie artérielle partielle.

De Græfe trouvait une confirmation de sa conception dans ce fait que les tumeurs intra-orbitaires, comprimant les veines du nerf, amènent le développement d'une véritable « Stauugs papille ».

Sa théorie fut unanimement acceptée jusqu'au jour où Sesemann (1) démontra que les veines de l'orbite, et par leur intermédiaire la veine centrale de la rétine, communiquent par de larges anastomoses avec les veines de la face, et que par suite une stase veineuse dans le sinus caverneux ne pouvait pas provoquer de gêne dans la circulation de retour de la rétine. La découverte de ce fait anatomique ruinait la théorie de de Græfe.

On peut d'ailleurs constater par l'observation clinique que la papillite œdémateuse est loin d'être constante dans la thrombose du sinus. Elle apparaît surtout dans les cas compliqués de méningite (Forselles). Nous avons eu l'occasion d'observer il y a deux ans avec notre collègue Comte, à l'Hôtel-Dieu, un cas de thrombose du sinus caverneux, consécutive à une otite moyenne. L'examen du fond de l'œil, pratiqué à plusieurs reprises et la veille même de la mort de la malade, ne nous a montré aucun trouble de la circulation rétinienne. A l'autopsie on trouva une thrombo-phlébite des sinus caverneux avec propagation à la veine ophtalmique. Il n'existait pas de complications apparentes de méningite.

(1) SESEMANN. *Loc. cit.*

IV. — Hydropisie de la gaine par reflux du liquide céphalo-rachidien. — La découverte faite par Schwalbe (1) de la libre communication entre l'espace intervaginal et les espaces sous-arachnoïdiens crâniens ; la constatation de Manz (2) d'une hydropisie de la gaine optique accompagnant celle du cerveau et l'œdème papillaire, conduisirent à une autre conception pathogénique bien plus acceptable. L'élévation de la tension intra-crânienne entraînerait le reflux sous pression du liquide céphalo-rachidien dans l'espace intervaginal ; d'où l'imbibition du nerf et de la papille par la sérosité ; soit par pénétration directe du liquide dans le tissu nerveux (Schmidt-Rimpler) ; soit, comme Manz semble plutôt le penser, par rétention de la lymphe dans le nerf. Il se produirait ainsi un œdème lymphatique.

Les expériences de Manz, celles de Litten (3), de Schultén (4), et aussi celles contradictoires de Deutschmann (5) montrèrent que l'injection sous pression de liquide dans la cavité crânienne provoque constamment une congestion veineuse de la papille ; mais cette congestion n'est que passagère et n'aboutit pas à la production d'un véritable œdème de la papille comparable à celui qu'on observe cliniquement.

Seul Manz put obtenir une congestion et un œdème permanents, résultats que Deutschmann attribue avec

(1) SCHWALBE. *Loc. cit.*

(2) MANZ. *Loc. cit.*

(3) LITTEN. *Berlin. klin. Woch.*, 1881.

(4) SCHULTÉN. Untersuchungen über den Hirndruck. *Arch. f. klin. Chirurgie*, XXII.

(5) DEUTSCHMANN. *a)* Ueber Miliar Tuberculose des Gehirns und seiner Häute und ihren Zusammenhang mit Augen affectionen. *Arch. f. Ophtalm.*, 1881.
b) Ueber neuritis optica, etc. Iéna, 1887.

raison à la méningite que les injections septiques de Manz avaient déterminée.

Les relations entre les troubles circulatoires dans le domaine de la papille et l'élévation de la pression intra-crânienne n'en demeuraient pas moins établies. Si ces troubles sont passagers et peu accusés, c'est que l'augmentation de la tension cérébrale, provoquée expérimentalement, est elle-même des plus éphémères. Les substances solides ou solidifiables introduites dans le crâne n'élèvent que momentanément la pression par la réduction de la capacité crânienne; mais cette réduction (à moins qu'elle soit assez considérable pour amener aussitôt la mort) est bien vite compensée par une diminution correspondante de la quantité de liquide céphalo-rachidien; et la tension revient à la normale. On n'obtient pas des résultats plus satisfaisants par l'injection de liquides dans l'espace sous-arachnoïdien par suite de leur rapide résorption.

Notre collègue A. Sicard (Th. Paris, 1900) a pu en effet injecter à des chiens de 10 à 15 kilogrammes des quantités relativement considérables (près de 200 centimètres cubes) d liquide à la vitesse de 10 centimètres cubes par minute, avec l'innocuité la plus absolue.

La théorie de Schmidt-Manz ne peut donc être vérifiée expérimentalement, par suite de l'impossibilité de provoquer chez l'animal l'hydrocéphalie ou une hypertension intra-crânienne permanente; mais il faut reconnaître que ces résultats négatifs ne peuvent plaider contre elle.

Elle trouve au contraire une confirmation partielle dans la plupart des faits anatomo-cliniques. La constance de l'hydrocéphalie et de l'hydropisie vaginale dans les cas de névrite œdémateuse n'est pas douteuse aujourd'hui : M. Parinaud (1) l'a établie sur de nombreux exemples, tandis qu'il a constamment noté l'absence de névrite quand l'hydrocéphalie manquait.

Dans toutes nos autopsies, nous avons pu faire la même observation. Chez nos malades de 1 à 7 nous avons constaté la coïncidence constante de l'hydropisie cérébrale et de la névrite optique ; dans les deux cas (8 et 9) où la névrite n'existait pas, manquait aussi l'hydrocéphalie.

Nous avons cité dans le chapitre précédent les cas d'ailleurs très rares où à la suite d'hémorrhagies méningées, on constata à l'autopsie la pénétration du sang dans l'espace intervaginal du nerf optique.

Dans les observations de Zacher, de Remak et de Panas l'examen ophtalmoscopique avait révélé pendant la vie du malade l'existence d'une double « Staungs papille ». Bouveret dans un cas analogue put faire la même constatation à l'autopsie ; son malade avait succombé au bout de dix heures.

Ces faits nous paraissent être des preuves irrécusables de la production purement mécanique de la stase papillaire, par pénétration sous pression du liquide encéphalique dans la gaine. Cette conception trouve une nouvelle confirmation dans les observations très nettes de régression et même de guérison de la névrite, à la suite des interventions chirurgicales amenant la décompression cérébrale.

Quant au mécanisme physiologique précis par lequel cette hydropisie vaginale peut amener l'œdème et la stase

______

(1) PARINAUD. La névrite optique dans les affections cérébrales. *Annales d'ocul.,* 1879.

veineuse de la papille, celui qui est proposé par Schmidt et Manz, d'un œdème lymphatique par imbibition ou rétention, provoquant secondairement par compression la stase sanguine, ne nous paraît pas devoir être accepté. Nous avons montré, en effet, dans le chapitre précédent, qu'il n'existait pas de communications lymphatiques entre la cavité de la gaine d'une part, le tissu propre du nerf et les enveloppes de l'œil, d'autre part.

V. — Théorie inflammatoire. — Névrite toxique ou infectieuse. — D'abord soutenue par Leber (1), qui, ayant constaté des lésions inflammatoires dans le nerf optique, se refusait à admettre qu'elles pussent être produites par un œdème passif, cette théorie fut reprise par Deutschmann (2) qui apporta en sa faveur les arguments tirés de ses nombreuses expériences. Il montra que l'injection aseptique d'eau ou d'agar dans l'espace sous-arachnoïdien crânien ne peut amener qu'une simple dilatation transitoires des veines rétiniennes, et ne produit jamais d'œdème permanent de la papille. Au contraire l'injection de substances septiques, en particulier de pus tuberculeux, produit une méningite s'accompagnant d'une papillite typique qui évolue et se termine par l'atrophie optique en quelques semaines. Deutschmann conclut de ces faits que la lésion optique des affections intra-crâniennes est une lésion inflammatoire, par action toxique ou septique ; que l'agent infectieux, venant de la cavité crânienne, envahit le nerf en provoquant une névrite descendante qui se tra-

____

(1) LEBER. *Loc. cit.*
(2) DEUTSCHMANN. *Loc. cit.*

DU. 3

duit par l'image ophtalmoscopique de la stase papillaire :
« Par les recherches anatomo-pathologique, clinique et
expérimentale, j'arrive au même résultat, à savoir : que la
stase papillaire est une affection inflammatoire ; qu'elle ne
doit pas être envisagée comme une stase dans le sens de
la théorie de Schmidt-Manz ; mais qu'elle est provoquée
par des causes capables d'engendrer une inflammation,
qu'elles soient de nature chimique ou parasitaire. »

Cette théorie appelle de nombreuses objections.

La névrite infectieuse provoquée ainsi chez le lapin et
qui aboutit rapidement à l'atrophie est loin de ressembler
à la lésion observée chez l'homme dans le cas de tumeurs
cérébrales. Celle-ci peut persister pendant des mois, non
seulement sans atrophie, mais même sans provoquer, en
dehors des troubles passagers de la vision, le moindre
affaiblissement de l'acuité visuelle, ainsi qu'on le voit dans
nos observations 13 et 15. De plus, contrairement à ce
qu'on devrait attendre, l'œdème de la papille, si fréquent,
si constant dans les tumeurs cérébrales, lésions non infectieuses, est rare dans les méningites. M. Parinaud ne l'a
trouvé que dans la moitié des cas, et sur une vingtaine de
malades, tant enfants qu'adultes, atteints de méningite
aiguë, nous n'avons pas eu l'occasion de l'observer.

Mais, a-t-on dit, les produits de sécrétion, de désassi-
milation de tumeurs, en passant dans le liquide céphalo-rachidien peuvent lui communiquer des propriétés
toxiques, irritatives et phlogogènes, capables de provoquer une névrite de cause chimique. Rien ne démontre
l'existence de ces propriétés toxiques ; au contraire, les
recherches de A. Sicard (*loc. cit.*) ont montré que le

liquide céphalo-rachidien n'était pas plus toxique dans les cas d'hydrocéphalie et de tumeurs qu'à l'état normal.

Comment expliquer aussi par ce mécanisme l'œdème de la papille à la suite des tumeurs de l'orbite ?

Comment, ainsi que le fait observer M. Parinaud, le nerf optique seul réagirait-il par une inflammation, alors que les autres nerfs crâniens, qui baignent aussi dans le liquide toxi-infectieux, resteraient intacts?

De plus, comment expliquer les guérisons de papillite œdémateuse obtenues par la seule décompression du cerveau, soit à la suite de simple trépanation crânienne, soit à la suite de ponctions lombaires? Car c'est bien la décompression seule qui est efficace et non pas l'élimination d'un liquide cérébro-spinal toxique. Burchardt (1), à la suite d'une ponction lombaire, a constaté *le soir même* de l'opération la disparition de l'œdème papillaire; Bruns (2), après une trépanation pour une tumeur qu'il ne put extirper, vit aussi disparaître la stase papillaire, et pourtant la tumeur, toujours en place, continuait à sécréter les prétendues toxines! Même rétrocession des lésions de la papille fut observée sur un malade de M. Chipault (3) à la suite d'une simple craniectomie, sans ouverture de la dure-mère et sans évacuation du liquide cérébral. Nous croyons inutile de multiplier ces exemples : on n'en trouverait pas de plus net que ce dernier pour démontrer que le résultat thérapeutique est dû à la seule action mécanique de la décompression.

(1) Burchardt. Beitrag zur Diagnose und Behandlung der Staungs papille. *Charité-Annalen*, 1895.

(2) Bruns. *Die Geschwülste des Nerven systems*, Berlin, 1897.

(3) Chipault, in Raymond. *Clinique des moladies du syst. nerreux*, 1898.

La présence des lésions inflammatoires dans le nerf reste donc le seul argument à l'appui de la théorie de Leber-Deutschmann. Nous croyons pouvoir démontrer dans le chapitre suivant, qu'il n'existe pas de névrite proprement dite, ni dans les stades du début, ni dans les périodes avancées de l'affection.

VI. — Théorie de l'œdème papillaire par rétention lymphatique due à l'œdème cérébral. Théorie de M. Parinaud. — Cette ingénieuse explication fut donnée en 1879 par M. Parinaud dans un important travail paru dans les *Annales d'oculistique*. En 1895, dans un second article sur le même sujet l'auteur confirma sa théorie à l'appui de laquelle il apporta de nouveaux arguments. Elle fut adoptée par Ulrich [1], par Rochon-Duvigneaud [2] et par la plupart des auteurs en France. Nous l'exposerons en citant les propres termes de son auteur :

« Le nerf optique qui par sa disposition générale peut être considéré comme un prolongement de l'encéphale dans l'orbite, qui par la délicatesse de ses fibres se rapproche autant de la substance blanche du cerveau que de celle des nerfs périphériques est, comme l'encéphale, le siège d'une circulation lymphatique très active. D'après les recherches de Schwalbe, de Key et Retzius, les vaisseaux lymphatiques du nerf optique se déversent, comme ceux du cerveau, dans les cavités sous-arachnoïdiennes et ventriculaires. Le nerf

(1) ULRICH. *a)* Ueber Stauugs papille und œdem des Schnervenstames. *Arch. f. Ophthalm.*, 1887.
b) Ueber Stauugs papille. *Tagebl. der 58. Versammlung deutschen Naturf. und Aertze. in Strassburg*, 1885.
(2) ROCHON-DUVIGNEAUD, *Archives d'ophtalmologie*, 1885.

ayant avec le cerveau une circulation lymphatique commune, il est naturel qu'il participe à l'œdème cérébral produit par l'hydrocéphalie et par un mécanisme identique, c'est-à-dire par la *rétention de la lymphe* qui circule normalement dans son tissu. » Et plus loin : « L'hydrocéphalie ne produit la névrite optique que par l'œdème cérébral qu'elle provoque. L'œdème du nerf est de même nature que celui du cerveau ; il est la conséquence de la stase lymphatique produite par l'épanchement ventriculaire. Le réseau lymphatique du nerf optique est une dépendance de celui de l'encéphale ; il est naturel que le nerf ressente les effets de l'hydrocéphalie au même titre que l'encéphale lui-même. » (*Annales d'oculistique*, 1899.)

« L'œdème du nerf optique ne suppose pas un excès de tension intra-crânienne bien considérable, ni le refoulement mécanique du liquide intra-crânien dans le nerf.... L'épanchement intervaginal du nerf optique est un phénomène concomitant qui n'a aucune relation de cause à effet avec la névrite. Celle-ci se produirait tout aussi bien si l'espace intervaginal n'existait pas. L'anneau scléral favorise l'étranglement papillaire produit par cet œdème, au même titre qu'une ligature sur un membre œdématié. La gaine externe du nerf optique joue au contraire, relativement au nerf lui-même un rôle protecteur, au même titre qu'un bandage compressif sur un membre œdématié. » (*Annales d'oculistique*, 1895.)

Cette disposition anatomique expliquerait donc, d'après M. Parinaud, pourquoi l'infiltration séreuse, toujours au maximum au niveau de la papille, serait beaucoup moins marquée dans le reste du tronc nerveux. Comme le montrent tous les examens histologiques, dans les cas récents, l'œdème s'étend, en effet, à tout le tronc nerveux, au chiasma et il paraît naturel d'admettre à priori avec M. Parinaud qu'il reconnaît les mêmes causes que l'œdème cérébral. Mais nous ne croyons pas que cet œdème lymphatique puisse à lui seul déterminer la stase papillaire et les graves lésions consécutives du nerf.

Toute explication pathogénique d'un symptôme doit pouvoir s'appliquer à tous les cas où ce symptôme apparaît ; et comment expliquer avec la théorie de M. Parinaud l'existence d'une papillite œdémateuse en l'absence de tout œdème cérébral ? Nous avons cité les cas où cette altération oculaire avait été observée dans les hémorrhagies méningées traumatiques ou consécutives à l'hémorrhagie cérébrale. Le sang avait fusé dans les gaines optiques qu'il distendait ; mais il n'existait pas d'œdème cérébral. Et cependant, déjà dix heures après l'apoplexie, Bouveret constatait l'existence du gonflement de la papille et des hémorrhagies rétiniennes.

Les tumeurs de l'orbite s'accompagnent parfois d'œdème de la papille et cependant leur action mécanique est purement locale.

Dira-t-on que le sang épanché dans la gaine, que la tumeur orbitaire agissant par compression sur le tronc nerveux provoquent la gêne de l'écoulement de la lymphe des parties périphériques du nerf vers les centres et qu'ainsi se trouve produit un œdème lymphatique par rétention ? Comment expliquer alors que l'œdème manque constamment lorsque la tumeur siège dans les parties postérieures de l'orbite, éloignée du globe de l'œil ; lorsqu'une compression par un néoplasme, une exostose, une plaque de méningite scléreuse, vient s'exercer sur le nerf au niveau du trou optique ou dans sa portion crânienne ?

Deutschmann, n'a-t-il pas, d'ailleurs, produit chez l'animal une véritable papillite par stase en injectant de l'agar coagulable sous la gaine du nerf ? Il ne peut être question dans tous ces cas d'œdème cérébral.

On remarquera, de plus, que seul le nerf optique est atteint et détruit, alors que comme lui les autres nerfs crâniens participent, pour les mêmes raisons, à l'œdème cérébral. Il n'existe pas de troubles fonctionnels, ni des nerfs olfactifs, ni de l'acoustique, ni du facial, qui cependant, traversent eux aussi des canaux étroits et inextensibles, non plus fibreux, comme la sclérotique, mais osseux, bien propres à jouer le rôle d'un « lien sur un membre œdématié ».

Tout en admettant, avec M. Parinaud, qu'il existe un œdème lymphatique du nerf optique, en rapport direct avec l'œdème cérébral et lié à l'excès de tension intra-crânienne, nous ne pouvons donc pas reconnaître en lui la véritable cause des altérations papillaires.

Nous pouvons conclure de cet examen des diverses conceptions pathogéniques, que la véritable origine des lésions du nerf, la condition indispensable de leur production dans les affections intra-crâniennes se trouve, comme l'admettent la plupart des auteurs avec Schmidt, Manz, Parinaud, Ulrich, etc., dans l'hydropisie cérébrale et l'excès de tension du liquide céphalo-rachidien. Sur ce point tous sont d'accord. Les avis ne diffèrent que sur le mécanisme physiologique par lequel cet excès de pression peut retentir sur la papille et provoquer son altération.

Nous exposerons plus loin la théorie que nous adoptons et qui nous paraît le mieux s'accorder avec tous les faits observés.

Quant aux lésions inflammatoires du nerf, qui resteraient le seul argument en faveur de la théorie toxi-infectieuse de Leber-Deutschmann, nous allons montrer qu'il n'en existe pas, que les altérations anatomiques ne relèvent pas de l'inflammation.

CHAPITRE IV

Anatomie pathologique.

Nos examens histologiques ont été faits dans trois cas d'œdème papillaire à des époques différentes de son évolution.

Dans le premier cas observé dans le service de M. Charpentier à la Salpêtrière, nous avons pu constater nous-même, quelques instants avant la mort, l'existence d'une double « Staungs papille » très intense, en pleine évolution. Il est rare d'avoir l'occasion d'étudier anatomiquement des lésions aussi précoces : la mort au cours de l'évolution des tumeurs cérébrales survenant le plus souvent à une époque tardive, lorsque les nerfs optiques sont déjà atrophiés.

Dans le second cas, il s'agit d'une lésion déjà ancienne, mais n'ayant pas abouti à l'atrophie complète. La vision était abolie ; mais, comme nous avons pu nous en assurer quelques jours avant la mort, les papilles étaient encore nettement saillantes et leur décoloration, d'ailleurs très accusée, n'était pas absolument complète.

Notre troisième cas représente un type de dégénérescence complète et ancienne des nerfs optiques, à la suite de papillite œdémateuse.

Les pièces, durcies au formol, ont été ensuite traitées par l'alun de chrome.

Les dessins de nos préparations, qui se trouvent dans le texte, ont été exécutés à la chambre claire, d'après nature, par M. de Gothard, que nous remercions de la contribution importante qu'il a bien voulu apporter ainsi à ce travail.

OBSERVATION I.

Femme de 38 ans, couturière, entrée le 1er août 1899 dans le service de M. Charpentier, à la Salpêtrière.

Depuis quelque temps on avait constaté des troubles de la parole, la perte de la mémoire, de l'inégalité pupillaire, des phénomènes vertigineux. La malade accuse une céphalalgie intense, empêchant le sommeil. Vomissements.

Au moment de son entrée, il n'existe pas de troubles manifestes de la vue. L'état de la malade s'aggrave rapidement : céphalée, insomnie, titubation, embarras de la parole, divagation. Les vomissements à caractère cérébral se produisent journellement à partir du 10 août. Le 12, on remarque pour la première fois un affaiblissement notable de la vue : la malade n'aperçoit que les gros objets; elle peut toutefois manger sans aide et se diriger seule dans la salle.

Le 16 août, dans la nuit, la malade a une violente attaque convulsive pour laquelle, pendant notre service de garde, nous sommes appelé auprès d'elle. Nous la trouvons mourante, plongée dans un coma profond; les pupilles élargies et immobiles; la respiration stertoreuse. L'examen du fond de l'œil fait immédiatement nous montra une stase papillaire bilatérale : la papille était très saillante, entourée d'une large zone d'infiltration rétinienne; les veines volumineuses, foncées et tortueuses, voilées en partie par l'œdème, formaient sur les bords de la saillie un coude très accusé. Artères amincies, mais très nettement perceptibles. Hémorrhagies discrètes au voisinage de la papille. Les lésions étaient également accusées des deux côtés.

L'urine ne renfermait ni sucre, ni albumine.

Une heure après, la malade succombait.

Autopsie. — Pas de méningite et peu d'hydrocéphalie externe.

Le cerveau est lourd et volumineux. L'hémisphère gauche est énorme, distendu; les circonvolutions étalées. Le centre ovale et le ventricule latéral sont occupés par une énorme masse à demi fluide et présentant l'aspect d'un gliôme ramolli. Une très grande partie du centre ovale est envahie et détruite; la couche optique est en partie détruite par la tumeur. Énorme dilatation du ven-

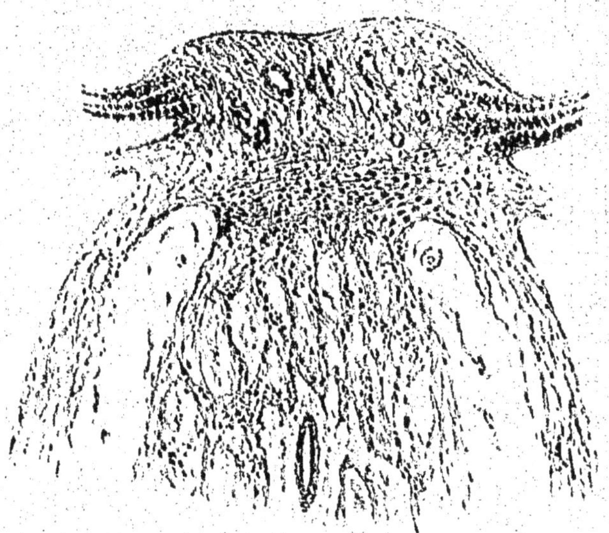

Fig. 1. — Object. 2, Ocul. II, Reichert. Coloration : Hématéine-éosine. Papille (obs. 1.

tricule moyen et du ventricule latéral droit par hydrocéphalie interne. Œdème cérébral. Le chiasma, les bandelettes et les nerfs optiques, d'ailleurs sans rapports avec la lésion, sont augmentés de volume et paraissent œdématiés comme le reste de l'encéphale. Pas de méningite de la base.

La portion orbitaire des nerfs optiques est enlevée en même temps que le segment postérieur de l'œil. Grosse hydropisie de la gaine.

Examen histologique. — 1) *La papille* (fig. 1). — Coloration à l'hématéine-éosine. A un faible grossissement, on remarque la saillie énorme formée par la papille, due au gonflement de son tissu et sans qu'il existe de refoulement de la lame criblée vers l'intérieur de l'œil. Les parties voisines de la rétine et spécialement la couche des fibres nerveuses présentent aussi un fort épaississement. Plus loin la rétine reprend ses caractères normaux.

A son extrémité bulbaire, le nerf optique présente une dilatation énorme de sa gaine dont la cavité est cloisonnée par de fins tractus de tissus sous-arachnoïdien. On peut voir déjà la dilatation anormale des espaces interfasciculaires du tronc nerveux.

A un fort grossissement. Le tissu de la papille n'est pas dense et serré comme normalement ; ses fibres sont séparées, et comme disséquées par l'infiltration séreuse, c'est l'œdème qui en écartant ses éléments produit l'énorme gonflement de la région. On peut suivre l'œdème dans les parties voisines des fibres nerveuses de la rétine qui sont aussi dissociées : il manque dans les autres parties de la rétine plus éloignées de la papille. Les vaisseaux papillaires (les veines seulement, comme on le voit sur la figure 1) sont dilatés, gorgés de sang, entourés d'une zone conjonctive œdémateuse. On ne constate pas de lésions de leurs parois ; ni d'infiltration cellulaire à leur voisinage. Il n'existe, au niveau de la papille, ni diapédèse, ni prolifération cellulaires. Les noyaux, quoique leur nombre ne soit pas diminué en réalité, paraissent même moins abondants qu'à l'état normal, en raison de leur écartement plus grand provoqué par le gonflement général des tissus. La couche des cellules ganglionnaires de la rétine est intacte, comme les couches des grains.

La partie voisine du nerf optique, sur la même coupe, présente un œdème considérable occupant les cloisons conjonctives et plus spécialement accusé dans les parties immédiatement contiguës à la périphérie des faisceaux nerveux. Les noyaux névrogliques ne sont pas proliférés, ni dans les cloisons, ni dans les faisceaux. Une large zone conjonctive œdémateuse entoure les vaisseaux centraux ; et on peut voir (à la partie inférieure de la figure 1) la veine centrale énorme, dilatée manifestement et contenant du sang.

Sur la même préparation l'artère a été coupée superficiellement et tangentiellement, aussi ne peut-on sur la figure juger de ses dimensions. Les coupes transversales la montrent de calibre normal. Il n'existe pas d'ailleurs d'altération des parois vasculaires. Pas de prolifération névroglique.

La gaine piale et les tractus qui en dépendent, cloisonnant l'es-

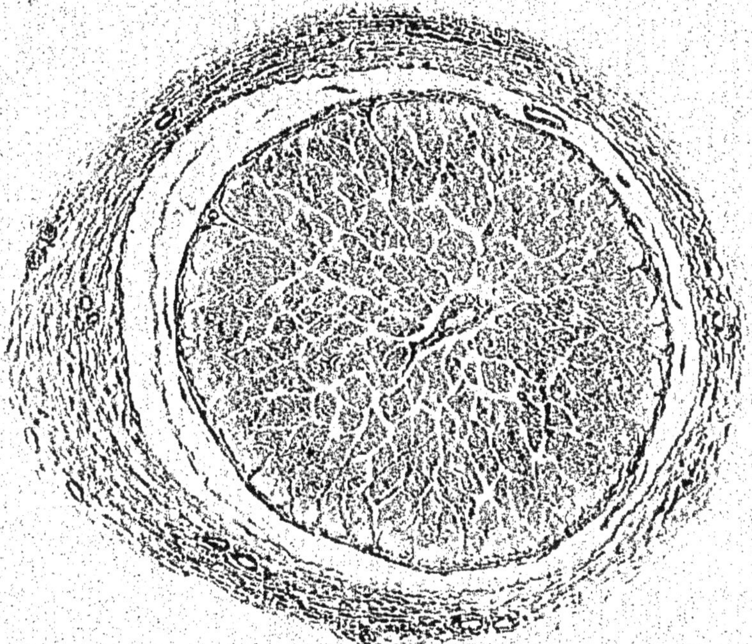

Fig. 2. — Object. 2. Ocul. II. Coloration par Weigert-Pal et Van Gieson. Nerf optique (obs. 1).

pace intervaginal, ne présentent ni épaississement, ni infiltration leucocytaire, ni cellules en voie de prolifération.

2) *Le nerf optique.* — a) Portion rétrobulbaire (fig. 2). — Sur une coupe transversale, la coloration par la méthode de *Weigert-Pal* montre une intégrité à peu près complète des gaines de myéline. Les faisceaux périphériques présentent toutefois une décoloration très nette semblant indiquer un début d'atrophie. Il faut

dans l'interprétation de ce fait observer cependant que les faisceaux périphériques sont normalement moins denses que les autres et restent, par suite, toujours plus faiblement colorés.

Par le *Marchi* on ne constate, en effet, que de légères altérations absolument diffuses et nullement systématisées.

Sur des coupes colorées au *Van Gieson* et examinées à un fort grossissement, avec l'objectif à immersion, on voit que les cylindraxes persistent avec leurs caractères normaux (les uns gros, les autres extrêmement fins) et en nombre normal. La figure 3 représente

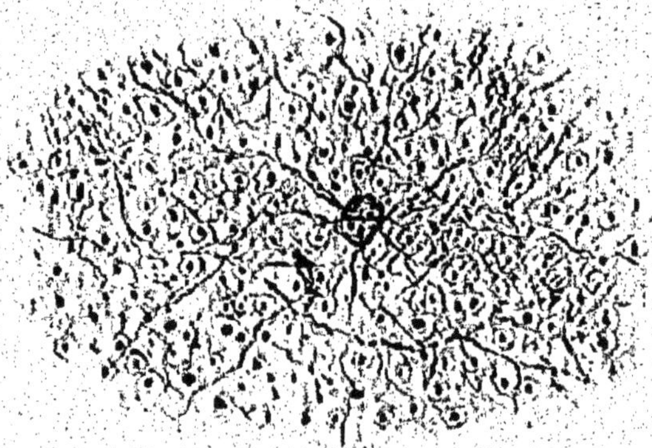

Fig. 3. — Object. immersion 1/12, Ocul. II, Reichert. Coloration Van Gieson. — Un faisceau du nerf optique (obs. 1).

sente un faisceau nerveux, ainsi colorée et à ce grossissement ; au centre se trouve une cellule névroglique.

Sur les coupes traitées par l'hématéine-éosine, on retrouve les mêmes caractères de l'œdème infiltrant les cloisons névrogliques et les espaces périvasculaires. On constate aussi l'absence de lésions inflammatoires et la dilatation notable de la veine centrale dans son trajet à l'intérieur du nerf.

b) *Partie orbitaire postérieure*. — Aussitôt après la sortie des vaisseaux centraux, l'œdème interstitiel diminue rapidement, presque brusquement ; mais persiste ensuite en gardant le même degré d'intensité jusque dans la partie intra-crânienne. La gaine ne présente plus le degré énorme de distension que l'on constate au voisinage de l'œil; elle n'est séparée du nerf que par un étroit espace. On sait d'ailleurs que la gaine est, à l'état normal, toujours plus large dans sa partie antérieure; cette différence de calibre entre ses divers points ne fait donc que persister et s'accuser dans les cas de distension pathologique.

Enfin, par le *Weigert-Pal*, le *Van Gieson* les gaines et les cylindraxes ne paraissent pas plus altérés que dans la portion immédiatement rétrobulbaire.

3) *Le chiasma.* — Sur des coupes frontales, faites à différents niveaux dans toute son étendue, le *Pal* ne décèle pas de parties dégénérées; les fibres cylindraxiles ont leur densité normale et se colorent bien par le *Van Gieson* et le carmin. Pas de prolifération névroglique, ni d'altération de la pie-mère qui le recouvre.

Les espaces périvasculaires sont nettement infiltrés par l'œdème au même degré que la partie intra-crânienne du nerf (hématéine-éosine).

4) *Les bandelettes.* — Traitées par les mêmes colorants que le chiasma, elles présentent les mêmes caractères histologiques. On n'y constate pas davantage de traces de dégénération, ni d'inflammation.

En résumé : absence de toute lésion inflammatoire; les seules altérations sont : l'*œdème*, énorme au niveau de la papille et de la partie du nerf qui renferme les vaisseaux centraux, beaucoup moins intense et uniformément réparti dans le reste du tronc nerveux et dans le chiasma; la dilatation et la réplétion des veines; de légères lésions dégénératives des fibres nerveuses dans la partie rétrobulbaire du nerf, pouvant être suivies jusque dans la partie crânienne, mais qu'on ne peut retrouver ni dans le chiasma, ni dans les bandelettes.

Observation 2.

Service de M. le professeur Raymond.

Femme 33 ans, ménagère, entrée le 15 mars 1899. Rien de spécial dans les antécédents. Mariée à 23 ans. Pas de grossesses. Pas de présomption de syphilis. Pas de signes de tuberculose.

Affection actuelle. — Depuis le mois de mai 1897, céphalées, surtout nocturnes, très violentes, siégeant principalement au niveau de la région occipitale. Les vomissements surviennent un an après (1898), ils sont indépendants de l'alimentation et se produisent sans efforts. Les troubles de la vue ont débuté en juillet 1898, ils étaient très accusés en septembre et depuis octobre dernier la malade ne voit plus suffisamment pour se conduire.

État actuel, 23 mars 1899. — Force musculaire intacte. Pas de troubles de la sensibilité. Il existe un léger tremblement très marqué du membre inférieur gauche, intéressant tout le membre s'il est levé, la cuisse seulement s'il repose étendu. Même phénomène, moins marqué à droite. Pas de trépidation spinale. Réflexes exagérés. Pas de troubles sphinctériens.

Céphalée intense. Vomissements ces derniers jours. Décubitus latéral indifférent.

Pas de paralysie faciale, ni de paralysies oculaires.

L'amaurose est presque complète : la vue est réduite à la simple perception lumineuse.

Traitement : iodure de potassium, frictions mercurielles.

13 avril. Depuis l'entrée de la malade, il se produit toutes les semaines environ des crises de céphalée avec vomissements si violentes qu'on doit recourir à la morphine.

Le 15. M. Gasne pratique la ponction lombaire dans le but de calmer ces phénomènes douloureux. Le liquide céphalo-rachidien *jaillit* sous pression au début, puis s'écoule goutte à goutte.

Le 16. Les douleurs de tête sont beaucoup moins violentes et l'on peut cesser l'usage de la morphine.

Le 17. Amaigrissement complet, décubitus en chien de fusil.

Les mouvements des membres inférieurs se font bien. Les réflexes sont exagérés. Signe de Babinski avec extension du gros orteil et flexion des autres, du côté gauche.

Parole et déglutition normales.

L'examen *des yeux* que nous avons fait à ce moment nous montre une abolition complète de la perception lumineuse des deux côtés. Les papilles sont atrophiques, légèrement saillantes encore, à contours flous ; les artères très amincies et presque invisibles ; les veines rétrécies, mais tortueuses. Il existe cependant une légère teinte rosée du segment nasal qui indique que l'atrophie n'est pas absolument complète.

Pas d'autres lésions du fond de l'œil. Pas trace d'hémorrhagies. Il s'agit évidemment d'une double atrophie, plus accusée à gauche et consécutive à une double papillite par stase.

La malade succombe deux jours après, le 10 avril.

Autopsie. — Il n'y a pas trace de méningite ni à la base, ni à la convexité.

L'hémisphère droit du cerveau est volumineux, lourd ; les circonvolutions en sont étalées. L'hémisphère gauche est diminué de volume, comme aplati par le développement du droit.

À la coupe, on trouve dans l'hémisphère droit une tumeur encapsulée dense, arrondie et lisse du volume d'un gros œuf de dinde ; elle a détruit une grande partie du centre ovale et fait saillie dans le ventricule latéral ; celui-ci est fortement dilaté et contient une grande quantité de liquide. Il n'existe pas de dilatation notable du ventricule latéral gauche, ni du ventricule moyen. Ce fait s'explique par le refoulement et la compression de ces parties dues à l'énorme développement de tout l'hémisphère droit.

Pas de lésions destructives apparentes au niveau du chiasma et des bandelettes, qui sont manifestement diminués de volume.

La partie orbitaire des nerfs optiques est enlevée en même temps que le segment postérieur de l'œil. Durcissement par le formol ; puis traitement par l'alun de chrome.

Examen histologique. — 1) *Papille* (fig. 4). — Coloration par l'hématéine-éosine. À un faible grossissement, on voit que la saillie du

de la papille est bien moindre que dans le cas précédent, les vaisseaux plus étroits. Les travées conjonctives du nerf optique sont
aussi moins œdémateuses. La gaine est très dilatée au voisinage
de l'anneau scléral.

A un fort grossissement : il existe encore de l'œdème qui dissocie les fibres de la papille, mais il est très minime; le tissu est plus
dense, plus serré que dans le cas précédent et d'aspect plus fibreux
qu'à l'état normal. La couche des fibres nerveuses de la rétine
est réduite, atrophiée ; atrophiées aussi les cellules ganglionnaires

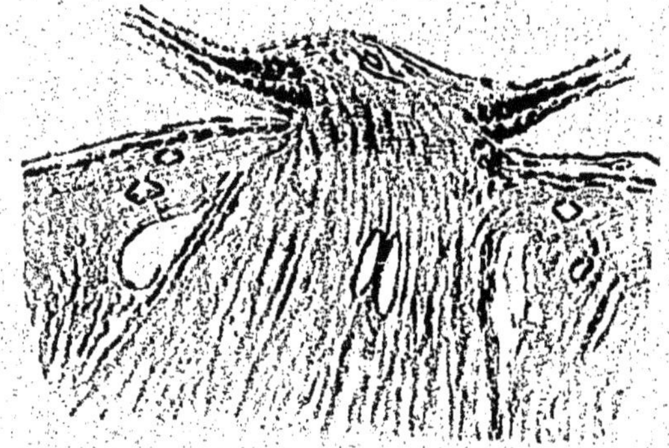

Fig. 1. — Object. 2. Ocul. II, Reichert. Hématéine-éosine. Papille (obs. 2).

de la rétine, dont quelques-unes persistent encore. Il n'existe ni
dans la papille ni dans le tronc nerveux de prolifération des noyaux
névrogliques, pas plus que de cellules immigrées. Les parois vasculaires ne sont pas altérées. Œdème très net des espaces périvasculaires.

2) *Nerf optique*. — a) Partie rétro-bulbaire (fig. 5). Sur des
coupes transversales, à un faible grossissement, le nerf apparaît
réduit de volume ; ce qu'il est facile de vérifier en le comparant à
une coupe normale et à la figure 2 représentant une coupe faite au
même niveau, chaque faisceau nerveux individuellement est plus
petit que sur un nerf normal, tandis que les cloisons névrogliques
sont épaissies, plus larges qu'à l'état normal. La gaine durale très
dilatée se plisse autour du nerf atrophié. Le tissu sous-arachnoï-

dien de l'espace intervaginal n'est pas plus abondant, ni plus dense que normalement.

A un fort grossissement, on observe un épaississement marqué des travées névrogliques, qui restent séparées des faisceaux nerveux par un espace œdémateux. Les noyaux ne sont pas proliférés; pas de cellules immigrées.

Les vaisseaux centraux, entourés d'une zone d'œdème, sont

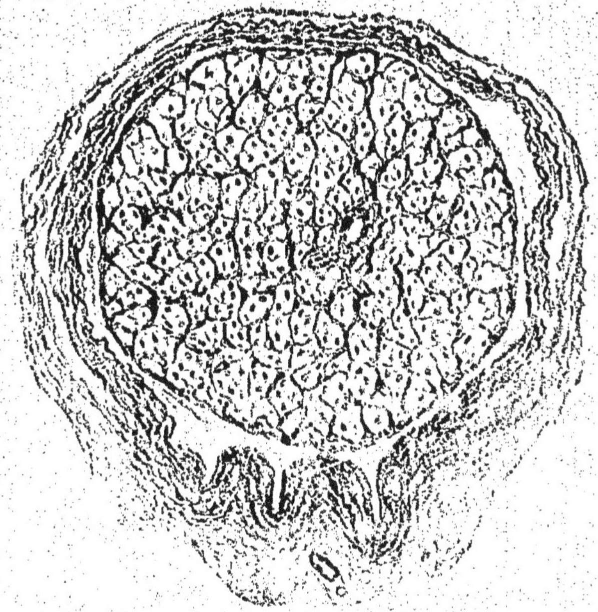

Fig. 5. — Object. 2. Ocul. II, Reichert. Coloration Van Gieson. Nerf optique (obs. 2).

légèrement diminués de calibre, la veine restant plus volumineuse que l'artère, sans présenter d'altération de leurs parois.

Les gaines ne présentent pas de modifications inflammatoires; pas de périnévrite.

Le Pal montre une dégénération diffuse très accusée dans tout le nerf, mais bien plus marquée à la périphérie où la décoloration est complète sur une large zone, tandis que les parties centrales

Bibliothèque nationale de France

·

Direction des collections

·

Département Sciences et Techniques

2) *Nerf optique : partie rétro-bulbaire* (fig. 7). Le nerf présente une diminution de volume considérable, comme on peut le constater en le comparant aux figures 2 et 5, représentant des coupes faites au même niveau et avec le même grossissement. L'élargissement énorme de l'espace intervaginal est dû plus encore à la rétraction du nerf qu'à la dilatation de la gaine durale. Cet espace est occupé en grande partie par le tissu sous-arachnoïdien, considérablement épaissi.

Le Pal donne une décoloration absolument complète du nerf, dans lequel on ne peut plus constater la présence d'un seul tube nerveux : cylindraxes et gaines de myéline ont complètement disparu.

Le tissu du nerf n'est plus constitué que par un réticulum névroglique très dense. Toutefois l'hyperplasie conjonctive, l'épaississement des cloisons, la densité de la névroglie intra-fasciculaire, sont moins importants qu'il ne paraît au premier abord ; car il faut tenir compte dans cette appréciation de la condensation du tissu conjonctif produite par le seul fait de la disparition des éléments nobles.

Les vaisseaux centraux sont étroits, leurs parois peu épaissies. Ils sont entourés d'une gaine de sclérose conjonctive.

Aux constatations histologiques précédentes s'opposent les observations de Leber (1), de Pagenstecher (2) ; celles plus récentes de Elsching (3), dans lesquelles des lésions inflammatoires ont été constatées. Elles sont confirmées par celles de Ivanow (4), de Herzog (5), de Poncet (de Cluny) (planche XXVIII de son atlas), de Kuhnt (6), de

(1) LEBER. *Græfe Semisch*, 1877.
(2) PAGENSTECHER. *Klin. Monatsblt*., 1867.
(3) ELSCHING. *Græfe's Archiv f. Ophtalm*., 1891.
(4) IVANOW. *Comptes rendus de la Soc. d'Ophtalm. de Heidelberg*, 1860 (cité par PARINAUD).
(5) HERZOG. *Klin. Monatsbl*., 1875 (cité par PARINAUD).
(6) KUHNT. Zur Genese der Neuritis. *Soc. d'Ophtalm. de Heidelberg*, 1879.

Parinaud (*loc. cit.*), d'Ulrich (1), de Rochon-Duvigneaud (2). Mais dans la plupart de ces cas les lésions,
relativement anciennes, avaient abouti à la cécité presque
complète et à une dégénération importante du nerf.
L'absence actuelle de lésions inflammatoires ne pouvait
faire conclure avec certitude à l'absence de tout processus
inflammatoire au début de l'affection, ces altérations
inflammatoires pouvant avoir disparu sans laisser d'autres
traces qu'une sclérose névroglique plus ou moins intense,
accompagnée de dégénérescence partielle des fibres optiques.
Cette objection ne fut pas négligée par les défenseurs de
la théorie inflammatoire !

Elle ne peut pas nous être adressée ; dans notre premier
cas l'affection était assez récente pour n'avoir amené ni
l'abolition complète de la vue (la malade pouvait manger
et se diriger sans aide), ni de régression atrophique des
lésions papillaires, ni d'altérations importantes des faisceaux nerveux appréciables par le *Pal* ou le *Marchi.*

En rapprochant nos trois observations, il est donc possible de suivre dans leur évolution les altérations anatomiques depuis le début jusqu'à leur stade ultime ; et nous
ne leur avons jamais trouvé les caractères de lésions inflammatoires.

Quant au mode de dégénérescence des fibres nerveuses,
il se présentait avec les caractères de la dégénérescence
wallérienne banale ; et nous n'avons rien constaté de com-

<hr>

(1) ULRICH. Ueber Stauungs papille, *Tagebl. d. 58. Versamlnng deutsch. Naturf.
und Aertze. Strassburg*, 1885.
(2) ROCHON-DUVIGNEAUD. *Archives d'Ophtalmologie*, 1895.

parable au fait signalé dernièrement par MM. Rochon-
Duvigneaud et Stanculeanu (1).

Dans un cas de papillite œdémateuse, au début de la
période atrophique et s'accompagnant d'une abolition
presque complète de la perception lumineuse, ces auteurs
ont observé la persistance et l'intégrité presque complète
des gaines de myéline, alors que les cylindraxes avaient
à peu près complètement disparu. Ils expliquent par ce fait
la disproportion entre le gros trouble fonctionnel et le faible
degré d'atrophie papillaire.

Ce mode de dégénération est absolument exceptionnel :
il est, au contraire, de règle que la disparition de la myéline
précède ou accompagne la disparition du cylindraxe.
Celui-ci peut même persister un temps indéterminé alors
que la myéline a disparu, comme on le voit dans la sclérose
en plaques.

Nous n'avons, pour notre part, rien observé de semblable
dans nos cas 1 et 2 : à la disparition des cylindraxes
correspondait une disparition proportionnelle des gaines
myéliniques. Dans le premier cas, il existait cependant des
troubles fonctionnels très importants et pourtant la myéline
et les cylindraxes (voir fig. 3) étaient à peu près intacts.

Les troubles fonctionnels des nerfs, même les plus
graves, ne s'accompagnent pas toujours, en effet, de
lésions appréciables par les moyens actuels, ni surtout de
désordres aussi graves et aussi irrémédiables que la destruction du cylindraxe. Tel ce cas de paralysie radiale par
compression étudié par MM. Dejerine et F. Bernheim (2)

(1) ROCHON-DUVIGNEAUD et STANCULEANU. *Archives d'Ophtalmologie*, 1898.
(2) DEJERINE et BERNHEIM. *Soc. de Neurologie* nov. 1899.

où on ne put trouver d'autres lésions qu'un « aspect grenu de la myéline ».

Il n'est pas d'ailleurs exceptionnel de voir des malades complètement aveugles récupérer la vue après la guérison d'une névrite optique. La cécité ne devient vraiment définitive que lorsque l'élément nerveux essentiel, le cylindraxe, a disparu, le nerf optique n'étant pas susceptible de régénération.

CHAPITRE V

Pathogénie de la stase papillaire.

La constatation clinique de la congestion veineuse initiale et de l'apparition consécutive de l'œdème au niveau
de la papille ; les conditions étiologiques se réduisant au seul
fait de l'augmentation de pression dans la partie antérieure
de l'espace vaginal soit par un épanchement dans sa cavité,
soit par une compression extérieure, dans le cas de tumeur
orbitaire ; la constatation anatomique que l'œdème et la
stase veineuse, extraordinairement développés au niveau de
la papille et de la partie antérieure du tronc nerveux, dimi-
nuent brusquement et jusqu'à disparaître presque en arrière
de la sortie des vaisseaux centraux, — nous amènent à
conclure que la modification pathologique initiale, origine
de toutes les autres, consiste en une stase veineuse par
compression du tronc de la veine centrale.

Pour provoquer la stase la compression, d'après ce que
nous avons dit, doit nécessairement s'exercer sur la partie
périphérique de la veine, entre la papille et le point où elle
sort de la gaine ; car dans ce trajet elle n'a encore reçu
aucune anastomose importante et capable de suppléance.
Au niveau de la papille et dans son trajet à travers le nerf
optique nous avons constaté la dilatation très nette de la
veine ; l'obstacle doit donc siéger en arrière.

J. Deyl (1) (de Prague) a montré en effet, dans les cas de stase papillaire, que la compression de la veine centrale se produit au point où ce vaisseau pénètre dans la gaine durale, « en suivant une direction plus ou moins oblique et en formant un coude ». L'auteur a pu constater sur les coupes microscopiques le rétrécissement de la veine dans son trajet intra-dural. Et nous avons observé le même fait dans notre cas n° 2.

Sur cette observation, le professeur de Prague fonde une théorie pathogénique que nous acceptons entièrement ; car elle nous paraît être la seule, qui, s'appuyant sur des notions physiologiques certaines, s'accorde complètement avec les faits cliniques, anatomiques et expérimentaux.

Elle se résume ainsi : stase veineuse de la papille, provoquée par la compression du tronc de la veine centrale à son passage à travers la gaine externe ; la compression pouvant s'exercer soit à l'intérieur de la gaine par un épanchement qui la distend, soit à sa surface extérieure (par une tumeur, par exemple) et produisant alors un aplatissement, un effacement de la cavité intervaginale.

La stase veineuse amènerait ensuite par sa persistance des troubles de nutrition des fibres nerveuses de la papille qui aboutiraient plus ou moins rapidement à leur destruction et à la dégénérescence consécutive du nerf. Comme pour le rein et le foie cardiaques la stase sanguine provoquerait dans la papille optique des lésions parenchymateuses.

(1) J. DEYL. *XIIe Congrès international de Médecine*, 1897. Résumé, in *Clinique ophtalmologique*, décembre 1897.

Nous avons montré dans notre revue critique l'insuffisance ou l'inexactitude des autres théories pathogéniques. Avec la même rigueur, nous allons étudier celle-ci à la lumière des faits.

Elle explique déjà clairement, par une disposition anatomique spéciale au nerf optique, comment de tous les nerfs crâniens il soit le seul atteint.

L'histologie pathologique ne fournit que des arguments en sa faveur. Elle nous montre la stase et l'œdème exclusivement limités au territoire de la veine centrale, ou tout au moins de beaucoup prédominants dans cette région; les lésions dégénératives du nerf précèdent la sclérose et se produisant par lésion primitive des fibres nerveuses.

L'expérimentation ? Deutschmann a précisément produit une stase papillaire typique chez l'animal par injection directe d'agar sous la gaine du nerf, provoquant ainsi une compression prolongée de la veine centrale justement par le mécanisme que nous invoquons.

Le fait de la production d'une névrite accompagnée d'une véritable « Staungs papille » par l'inoculation tuberculeuse des méninges ne nous sera pas opposé.

Dans les cas, comme ceux de Deutschmann où est apparue l'image de la stase papillaire, on a toujours constaté l'existence d'une périnévrite tuberculeuse, d'une inflammation adhésive des gaines, bien propre à déterminer la compression de la veine au moment où elle traverse l'espace intervaginal. De même chez l'homme, dans les cas bien rares, où l'on a observé une papillite œdémateuse en l'absence de toute hydropisie vaginale, il existait une symphyse des enveloppes du nerf; tels le cas de périnévrite syphilitique rapporté par Uhthoff (1), et celui de Uhthoff et Adamuk (2), où l'on trouva une soudure complète des deux gaines.

Dans les affections intra-crâniennes, nous avons montré que la névrite était liée à l'augmentation de la pression intra-crânienne et à l'hydrocéphalie. Le liquide cérébro-spinal crânien se trouvant en communication libre avec celui que contient normalement la gaine optique, la pression se transmet intégralement du crâne à la gaine, comme dans deux vases communicants ; d'où hypertension inter-vaginale, distension de la gaine et compression consécutive du tronc de la veine qui la traverse.

Dans ces conditions, la névrite se produit toujours lorsqu'il existe un excès de tension intra-crânienne ; elle manque lorsque l'hypertension n'existe pas (quelle que soit d'ailleurs la nature de l'affection cérébrale) ; et alors manquent aussi les autres signes de compression cérébrale (voir observations 8 et 9). Peu importe d'ailleurs pour sa production l'état des centres nerveux, et la nature de l'épanchement intervaginal ; nous avons rapporté les faits d'hématome des gaines, consécutifs à des hémorrhagies méningées, où le sang accumulé sous pression avait provoqué la stase papillaire.

La bilatéralité constante de la lésion optique est la conséquence naturelle de la disposition symétrique des deux gaines et de leur semblable communication avec le crâne.

Quant aux cas absolument exceptionnels (il en existe 4 ou 5 dans la littérature) où l'œdème papillaire est resté limité d'un seul côté, ne pourraient-ils pas trouver leur

(1) UHTHOFF. *Græfe's Archiv f. Ophthalm.*, 1893. (Cité par DEYL.)
(2) UHTHOFF et ADAMUK. *Bolezni* (russe), 1897. (Cité par DEYL.)

explication dans une anomalie aussi exceptionnelle de la gaine ou de la veine centrale ; ou encore dans le fait d'une oblitération pathologique de l'espace intervaginal au niveau du trou optique ?

La théorie de la stase veineuse trouve une nouvelle confirmation dans les résultats thérapeutiques nombreux et indiscutables aujourd'hui obtenus à la suite de la décompression cérébrale, soit par craniectomie, soit par ponction lombaire. Nous avons déjà cité les cas de Burchardt, de Bruns, de Chipault. Il nous suffira de mentionner parmi les plus démonstratifs à cet égard ceux de Schalders Miller. (*Brit. Med. Journal*, 1892), de Horsley (*Ophl. Soc. of the mait Kingdon*, 1894), de Kocher (*Centralblt. f. Schw. Aerzte*, 1889), de Courtney Nedwill (*The Lancet*, 1898), d'Angelucci (de Palerme) (*Rev. générale d'ophtalm.*, 1897), de Brusch (*Zeitschr. f. klin. Medic.*, 1898), de Oppenheim (*Soc. de médecine int. de Berlin*, 1897).

Ces deux derniers auteurs ont obtenu dans des cas de méningite séreuse la guérison de la névrite par la seule ponction lombaire. Dans tous les cas la disparition de l'œdème de la papille s'accompagna de la disparition des phénomènes de compression cérébrale.

N'est-ce pas dans le même sens qu'il faut interpréter ces phénomènes d'obnubilation passagère de la vue, si fréquents qu'on les retrouve dans presque toutes nos observations, et dont l'apparition coïncide (obs. 15 et 7) toujours avec celle d'autres symptômes de compression cérébrale ?

Dans l'hydrocéphalie de l'enfance la stase papillaire manque fréquemment ; car la paroi crânienne, avant la soudure des fontanelles, se laisse refouler et il ne se produit pas d'hypertension intra-crânienne. Les signes généraux de compression cérébrale manquent aussi en pareil cas.

Nous avons indiqué l'absence fréquente de toute lésion ophtalmoscopique dans les méningites (la moitié des cas d'après M. Parinaud) ; cependant l'hydropisie est fréquente, la tension du liquide céphalo-rachidien élevée atteignant dans la méningite tuberculeuse les chiffres énormes de 200 à 250 millim. de mercure (ponction lombaire). Il y a là une contradiction qui n'est qu'apparente : comme nous l'avons déjà dit, la tension intra-crânienne ne suffit pas à elle seule pour amener la stase papillaire, il faut qu'elle puisse se transmettre à la cavité de la gaine pour provoquer la compression de la veine centrale. Et dans les méningites les voies de cette transmission peuvent être oblitérées par des fausses membranes ou des adhérences au niveau de la base ; pareille oblitération n'est pas exceptionnelle au niveau du trou de Magendie (Marfan) (1).

Les tumeurs orbitaires ne s'accompagnent d'œdème papillaire que lorsqu'elles siègent dans les parties antérieures et compriment le nerf optique au voisinage du pôle postérieur de l'œil. M. de Wecker en fait expressément la remarque : « Si le terme de stase papillaire devait être maintenu, il pourrait l'être à la rigueur pour l'effet que produisent certaines tumeurs du nerf optique et de l'orbite sur la papille.... En pareil cas on rencontre, à l'autopsie ou en faisant l'exentération de l'orbite, que la tumeur a embrassé la partie du nerf avoisinant l'œil. » (*Traité d'Ophtalmologie*, t. IV.)

(1) MARFAN. In *Traité des Maladies de l'enfance* de GRANCHER, 1898.

Deyl (1) a pu constater que la papillite commence à se développer quand la tumeur atteint le point où la veine centrale sort de la gaine. Sur des coupes microscopiques il a observé le rétrécissement considérable provoqué en ce point par le prolongement de la tumeur. Au contraire, les tumeurs siégeant au fond de l'orbite ne produisent jamais la stase, mais la simple atrophie du nerf.

Les mêmes observations s'appliquent à la stase papillaire observée dans les tumeurs du nerf optique.

La théorie que nous adoptons s'accorde donc avec tous les faits observés, les explique physiologiquement, et n'est en contradiction avec aucun.

Un seul point reste obscur. Comment l'œdème et la stase, si intenses au niveau de la papille, aboutissant de la circulation veineuse et lymphatique de la rétine, n'envahissent-ils pas d'abord et surtout les parties périphériques de celle-ci? Pourquoi la stase veineuse ou lymphatique ne s'étend-elle jamais à toute la membrane nerveuse? Les théories pathogéniques, qu'elles invoquent la stase veineuse, la stase lymphatique ou l'inflammation, ne peuvent rendre compte de cette anomalie. Une explication suffisante ne pourra en être donnée que lorsque nos connaissances sur la circulation rétino-papillaire seront plus complètes.

(1) DEYL. *Loc. cit.*

CONCLUSIONS

I. — L'œdème de la papille dans les affections intra-crâniennes est produit par la stase veineuse ; il est d'origine mécanique, non inflammatoire et les termes de névrite et de papillite doivent être abandonnés pour désigner cette lésion.

II. — Elle n'est jamais produite par la seule compression des fibres optiques, ni dans le crâne, ni dans l'orbite et n'a par suite aucune valeur pour déterminer le siège d'une lésion encéphalique.

III. — Elle n'est pas due à une stase lymphatique, ni à la propagation de l'œdème cérébral.

IV. — La stase papillaire se produit par compression de la veine centrale de la rétine, au point où elle traverse la gaine durale ou dans un point voisin.

V. — Dans les cas de tumeur cérébrale et dans les affections intra-crâniennes en général, c'est la pénétration du liquide céphalo-rachidien *sous pression* dans la gaine optique, et la distension consécutive de cette gaine qui provoquent la compression de la veine.

VI. — L'hypertension intra-crânienne fait-elle défaut, la stase papillaire ne se produit pas ; la communication normale entre la cavité inter-vaginale et le crâne est-elle oblitérée, malgré l'excès de tension intra-crânienne, la stase papillaire ne se produit pas.

VII. — La stase papillaire bilatérale, apparaissant en l'absence de toute cause de compression locale, intra-orbitaire, ne doit être considérée que comme un signe d'hypertension intra-crânienne. Elle n'a pas d'autre valeur séméiologique.

OBSERVATIONS

(On trouvera les observations 1, 2 et 3 au chapitre IV.)

OBSERVATION 4. (Résumée.)
(Service de M. le professeur RAYMOND.)

Enfant de 8 ans et demi entre à la Clinique en juillet 1898. Rachi-
tisme. Céphalée intense. Vomissements presque quotidiens. Attaques
d'éclampsie. Affaiblissement de la mémoire et de toutes les facul-
tés intellectuelles. Incontinence des sphincters. Strabisme interne
et diplopie, par paralysie de l'oculo-moteur externe de l'œil droit.
Diminution de l'acuité visuelle : le malade ne peut plus lire. *Double
papillite œdémateuse.*

(On n'a pas noté s'il existait des troubles de l'odorat, de l'ouïe
ou du goût.)

Mort le 8 septembre 1898.

AUTOPSIE. — Tumeur cérébelleuse ayant détruit la plus grande
partie du cervelet, adhérente aux méninges. Pas de méningite
généralisée, œdème cérébral très accusé. Hydrocéphalie externe et
interne considérable : dilatations des ventricules latéraux et du
ventricule moyen. Forte saillie du tuber cinereum en arrière du
chiasma.

OBSERVATION 5. (Résumée.)
(Service de M. le professeur RAYMOND.)

*Céphalée. Vomissements. Vertiges. Obtusion intellectuelle.
Cécité par double papillite œdémateuse. Autopsie : Tubercule
du cervelet et énorme hydrocéphalie ventriculaire bilatérale.*

Enfant âgée de 9 ans, entrée dans le service le 25 mai 1898. La
malade a toujours été frêle et délicate, quoique bien portante. Sa
sœur jumelle est morte à 20 jours.

L'affection actuelle a débuté il y a 6 mois, par de la céphalée frontale et occipitale, des vomissements à caractère cérébral, se répétant à peu près tous les jours. Crises épileptiformes. Parfois du délire. Troubles de la marche qui vont en s'accentuant. Constipation.

A son entrée : Démarche irrégulière et titubante ; la malade pour marcher doit être soutenue. Incontinence d'urine. Réflexes forts. Pas de trépidation spinale. Hébétude. Anémie complète. Cris hydrencéphaliques. Percussion douloureuse au niveau des régions frontale et occipitale gauches

Affaiblissement considérable de la vue dont l'acuité ne peut être exactement notée en raison de l'état intellectuel de la malade.

Les pupilles réagissent faiblement à la lumière.

Pas de troubles de la musculature externe des yeux.

Double névrite œdémateuse déjà ancienne, en voie de régression atrophique. (Examen de M. Sauvineau, 1er juin 1898.)

Pas de troubles appréciables dans le domaine des autres nerfs crâniens (odorat, goût, ouïe). Pas d'anesthésies à aucun mode.

Mort le 5 juin 1898.

Autopsie. — Gros tubercule caséifié du lobe gauche du cervelet, avec adhérences dure-mériennes. Ramollissement du cervelet. Pas de méningite généralisée. Hydrocéphalie ventriculaire énorme.

Observation 6. (Résumée.)

(Cette malade a fait l'objet d'une leçon de M. le professeur RAYMOND, in Clinique des maladies du système nerveux, 1898.)

Céphalée. Vomissements. Pas de convulsions. Hémiplégie gauche. Hémianesthésie gauche. Double atrophie optique, consécutive à une double papillite œdémateuse. — Autopsie : Tumeur kystique de la face externe de l'hémisphère droit. Énorme hydrocéphalie.

Femme, 22 ans, entrée à la Clinique le 20 octobre 1896.

Il y a un an, début des crises de céphalalgie, à forme hémicrânienne droite, se produisant surtout le matin, mais aussi dans la journée ; jamais dans la nuit, ni la soirée. Lorsque la céphalalgie a duré quelques heures, la malade est prise de nausées et de vomissements. Vers la même époque, la malade commence à traîner la jambe gauche et la vue s'affaiblit progressivement.

A son entrée à la Clinique, les vomissements ont cessé depuis trois mois. La céphalée persiste très intense. Démarche titubante. Légère hémiplégie gauche avec hémianesthésie superposée.

A l'ophtalmoscope, on constate une atrophie double des papilles, également avancée des deux côtés avec suffusion des bords de la papille. Légère saillie du disque optique : cette atrophie est consécutive manifestement à une névrite œdémateuse.

Les autres sens et les autres nerfs crâniens sont intacts. Une seule fois la malade aurait eu du vertige ; elle n'a jamais eu d'attaques convulsives.

5 février 1897. L'état de la malade s'est aggravé. Les vomissements ont complètement cessé ; mais la céphalée à type hémicrânien persiste. Hémiplégie gauche avec contracture. La marche est maintenant impossible.

La malade est complètement gâteuse. Obtusion intellectuelle.

La vision est complètement abolie des deux côtés.

Atrophie complète des deux papilles.

La malade est allée en s'affaiblissant et succombe le 9 novembre 1897.

Autopsie. — Kyste contenant un liquide jaunâtre avec de nombreux grumeaux, très fins, d'aspect caséeux ; sa paroi est tomenteuse, irrégulière, contenant de nombreuses granulations opaques de consistance dure. Ce kyste, siégeant à la convexité de l'hémisphère droit, a détruit la portion supérieure des circonvolutions rolandiques, le lobule pariétal supérieur, une partie du pli courbe et une portion étendue du centre ovale correspondant. Il s'arrête juste au-dessus du plafond du ventricule latéral et du corps opto-strié ; il n'a pas ouvert le ventricule latéral, mais il communique directement avec la corne sphénoïdale du même ventricule.

La ligne médiane, interhémisphérique est rejetée à gauche par l'énorme dilatation du ventricule droit. Le ventricule moyen est très dilaté; l'aqueduc de Sylvius au niveau de la protubérance présente une dilatation presque égale au volume du petit doigt.

OBSERVATION 7.
(Service de M. le professeur RAYMOND.)

Épilepsie partielle. Hémiplégie spasmodique droite. Céphalée. Vertiges. Œdème de la papille aboutissant en un an à l'amaurose complète. Récupération de la perception lumineuse. — Autopsie : Tumeur cérébrale siégeant au niveau du lobe pariétal et du lobule paracentral du côté gauche.

Homme, 33 ans, entré le 30 septembre 1896.

En 1893, première attaque d'épilepsie jacksonnienne intéressant le bras et le membre inférieur droits. Deux mois après, nouvelle attaque siégeant toujours à droite, avec perte de connaissance. Pendant les deux années qui suivent, trois attaques semblables.

En 1895, après une attaque nocturne de même nature, le malade se réveille le matin, atteint d'une hémiplégie droite ; le facial inférieur était intéressé; le facial supérieur intact. Depuis lors, le malade reste hémiplégique.

Dans le courant de la même année, le malade s'aperçoit que sa vue baisse progressivement. Il va consulter à l'Hôtel-Dieu, où l'on constate (10 avril 1895) une double papillite œdémateuse, avec suffusion des bords de la papille, veines dilatées et tortueuses. L'acuité visuelle est diminuée, surtout à droite.

1896. A son entrée à la Salpêtrière, on constate une hémiplégie droite avec début de contracture, céphalée violente et continue. Obtusion intellectuelle. Dysarthrie. Indifférence et torpeur.

L'examen des yeux, pratiqué le 21 novembre 1896, révèle une atrophie très accusée des deux nerfs optiques, suite de papillite, avec amaurose complète. Pupilles en mydriase.

L'état général est assez satisfaisant. Pas de signes de tuberculose pulmonaire.

Traitement : frictions mercurielles, et 6 à 8 grammes d'iodure de potassium.

15 décembre 1896. On note une amélioration considérable. Disparition des céphalées, des crises jacksonniennes, retour des fonctions psychiques. En même temps se produit une amélioration relative de la vue. Complètement abolie il y a un mois, au point qu'il n'existait plus trace de perception lumineuse, elle est telle aujourd'hui que la malade distingue très nettement les lumières et les objets blancs volumineux qui lui sont présentés.

Janvier 1897. Même état stationnaire.

Mai 1897. Les attaques d'épilepsie jacksonnienne se sont reproduites depuis trois mois. De nouveau, céphalée de moyenne intensité. Des vertiges, 2 à 3 fois par jour, disparaissant dans le décubitus dorsal. Le malade peut encore distinguer un journal blanc à la distance de 50 centim. L'aspect du fond de l'œil n'est pas modifié depuis le dernier examen.

A partir de cette époque, la situation s'aggrave ; les crises, la céphalée persistent ; les troubles psychiques s'accentuent.

Le 1er octobre 1898, la vision est totalement abolie ; l'atrophie des papilles complète. Céphalée intense, continuelle. Il n'y a plus de vertiges. Le malade peut se lever un peu dans la journée.

Pas de troubles de l'acuité auditive, ni du goût, ni de l'odorat.

14 novembre 1898. Mort provoquée par une congestion pulmonaire massive. Dilatation du cœur droit.

Autopsie. — L'hémisphère gauche est lourd et volumineux ; il a refoulé par compression l'hémisphère droit.

Gliôme occupant le lobule pariétal et le lobule paracentral, avec une partie de la zone rolandique gauche ; la tumeur s'étend profondément dans le centre ovale, atteignant sans le détruire le noyau caudé. Hydrocéphalie interne, mais peu accusée.

Les tractus optiques, le chiasma ne subissent aucune compression de la part de la tumeur.

La récupération d'une partie de l'acuité visuelle mentionnée au cours de la maladie, et coïncidant avec la disparition des crises jacksoniennes, de la céphalée, des vomissements, ne peut être attribuée qu'à la diminution momentanée de la pression intra-crânienne.

De nouveau la vue s'est affaiblie, après une longue période d'état stationnaire, quand les phénomènes généraux de compression cérébrale ont reparu.

OBSERVATION 8.
(Service de M. le professeur RAYMOND.)

Céphalée. Troubles légers de la déglutition. État démentiel. Coma. Pas d'altération du fond de l'œil. — Autopsie : Sarcome de la dure-mère.

Femme, 55 ans, ménagère, entrée dans le service le 20 avril 1899.

Rien de spécial dans les antécédents. Ni alcoolisme, ni syphilis. Dit avoir eu une attaque apoplectiforme, il y a dix ans. Depuis cette époque, céphalée revenant par crises. La céphalée est plus violente depuis un an ; en même temps troubles de la marche, qui devient difficile. Pas de vomissements.

La malade est alitée depuis cinq mois. Incontinence des matières et de l'urine, relevant plutôt de l'état cérébral que de la paralysie des sphincters.

Perte de la mémoire, tristesse, indifférence. État démentiel nettement caractérisé.

La démarche est incertaine, légèrement titubante.

Pas de troubles de la parole. Pas de paralysies des membres. Sensibilité intacte. Réflexes rotuliens exagérés. Pas de trépidation spinale. Pas de signe de Babinski.

Parfois troubles de la déglutition ; les liquides sont rejetés par le nez.

L'appareil visuel ne présente rien d'anormal.

Pas d'hémiopie. Pas de lésions ophtalmoscopiques. Ni sucre, ni albumine dans l'urine. Organes thoraciques et abdominaux sains.

Traitement : iodure de potassium.

L'état de la malade s'aggrave peu à peu. La céphalée persiste, mais relativement peu violente Jamais ni vomissements, ni crises d'épilepsie Bravais-Jacksonnienne. La démence devient complète. Cachexie progressive. Le malade succombe le 9 juillet 1899 dans le coma.

L'examen ophtalmoscopique que nous avons pratiqué plusieurs fois, et notamment quinze jours avant la mort de la malade, n'a révélé aucune altération du fond de l'œil : papille normale.

AUTOPSIE. — Tumeur sarcomateuse, vasculaire et lobulée, les dimensions d'une grosse mandarine développée aux dépens de la dure-mère et faisant saillie à sa face interne.

Elle est située au niveau de la convexité de l'hémisphère droit. Elle répond à la partie inférieure du lobe frontal et de la zone rolandique, ainsi qu'à une grande partie du lobe sphénoïdal. Le développement de la tumeur a refoulé ces diverses parties de l'écorce, en creusant ainsi par compression une loge dans la substance encéphalique.

Il n'existe pas d'hydrocéphalie externe, ni interne. Chiasma et nerfs optiques normaux.

La tumeur ne fait pas saillie à la face externe de la dure-mère. Le squelette crânien est intact.

OBSERVATION 9. (Résumée.)

(Ce malade a fait l'objet d'une leçon de M. le professeur RAYMOND. Voir
Clinique des maladies du système nerveux, 1898.)

Paralysie alterne. Paralysie de la VIe paire. Hémiatrophie de la langue. Ni céphalalgie, ni vomissements. Pas de lésions ophtalmoscopiques. — Autopsie : Gros tubercule bulbo-protubérantiel.

Homme, 59 ans, entré à la Salpêtrière le 28 octobre 1896.

Début de l'affection actuelle le 10 avril 1896, par de la diplopie survenue brusquement, due à la paralysie de l'oculo-moteur externe droit; 16 août : paralysie des mouvements associés de latéralité à droite; 15 septembre: paralysie faciale périphérique droite.

Au moment de l'entrée on constate la persistance de ces paralysies, et de plus : hémiatrophie droite de la langue; hémiplégie motrice *gauche*. Démarche titubante; quelques vertiges. Surdité presque complète à droite; moins prononcée à gauche. Pas de céphalalgie ni de vomissements.

Le malade succombe le 4 mai 1897, à la suite de congestion pulmonaire.

L'examen des yeux, pratiqué plusieurs fois par M. Sauvineau pendant le séjour du malade à la Salpêtrière, n'a révélé aucune altération du fond de l'œil : papille normale. Le dernier examen, fait le 7 avril 1897, moins d'un mois avant la mort du malade, a été également négatif.

Diagnostic : lésion en foyer bulbo-protubérantielle.

L'examen anatomo-pathologique a été fait par M. Philippe : Tubercule solitaire, de la grosseur d'une noix, en partie caséifié, siégeant dans la moitié droite de la protubérance et la partie supérieure du bulbe. Épaississement des méninges à ce niveau, englobant les VI⁰ et VII⁰ paires droites. Le cerveau et la moelle présentent leur aspect normal. *Il n'y a pas d'hydrocéphalie.*

Nous avons pu constater sur les pièces durcies l'absence de toute dilatation ventriculaire.

OBSERVATION 10.

(Service de M. le professeur RAYMOND.)

Céphalée. Vomissements. Double papillite œdémateuse. Amaurose. Intégrité de tous les autres nerfs crâniens. Néoplasme intra-crânien probable, sans signes de localisation.

Homme, 18 ans, maréchal-ferrant, entré le 7 avril 1896 dans le service, à la Salpêtrière.

Une sœur atteinte d'une affection mentale. Pas de tuberculose dans la famille. Le malade est sobre; pas de saturnisme, ni de syphilis.

L'affection actuelle a débuté, il y a dix-huit mois environ, par des maux de tête qui, dès cette époque, siégeaient à gauche et sont depuis toujours restés localisés de ce côté. Ces douleurs, très fortes d'emblée, surtout le matin au réveil, ne troublaient pas le sommeil pendant la nuit. Ces accès qui, au début, survenaient 2 à 3 fois par semaine, duraient dix à quinze minutes : après quoi tout était passé et le malade retournait à son travail.

Actuellement les douleurs apparaissent plus rarement, mais persistent plus longtemps et sont bien plus violentes. Au moment de l'accès, il faut coucher le malade; puis, surviennent des vomissements, de la torpeur intellectuelle. Jamais il n'y a eu de morsure de la langue, ni de convulsions pendant l'accès; mais il s'est produit plusieurs fois de l'incontinence de l'urine et des matières. Après l'accès le malade reste généralement deux jours dans un état de torpeur où il est difficile d'obtenir une réponse de lui; puis, il éprouve un besoin impérieux de sommeil.

Les vomissements ont apparu en octobre 1898 et se reproduisent depuis tous les 15 jours environ.

Depuis Noël 1899, on a remarqué les troubles de la vue, qui se sont progressivement aggravés.

Actuellement. — Intelligence intacte. Démarche normale. Pas de titubation. Aucun trouble de la motilité, de la réflectivité. Ni fourmillement, ni engourdissements. Pas de crises convulsives, céphalée violente, intermittente avec les caractères déjà indiqués, s'accompagnant de vomissements sans douleurs, sans efforts. Tous les nerfs crâniens sont intacts, sauf le nerf optique. Ni sucre, ni albumine dans l'urine.

Examen des yeux. — Nous constatons une double papille œdémateuse, en voie d'atrophie à gauche. Saillie considérable de la papille qui présente une teinte grisâtre. Infiltration des parties voisines de la rétine. Veines très dilatées, tortueuses; artères imperceptibles. Coude très accusé des vaisseaux. Hémorrhagies papillaires et péripapillaires. Quelques foyers blancs au voisinage de la papille.

Œil gauche, complètement amaurotique. $V = 0$.

Œil droit, compte les doigts à un mètre. Champ visuel rétréci à 25° en dehors, à 10° en dedans. Perception des couleurs abolie pour le rouge et le vert.

Pupilles larges. Le réflexe lumineux est aboli à gauche (amaurose), très affaibli à droite. Le réflexe consensuel persiste.

Traitement. Frictions mercurielles, iodure de potassium.

10 mai. L'état s'aggrave progressivement. L'œil droit n'a plus que la perception quantitative. Hallucinations visuelles (arbres, maisons).

L'état du fond de l'œil n'est pas sensiblement modifié.

OBSERVATION II. (Résumée.)

(Service de la clinique de M. le professeur RAYMOND.)

Céphalalgie. Vomissement. Délire et hallucinations visuelles. Vertiges. Amaurose complète par névrite œdémateuse. Disparition des symptômes. L'amaurose seule persiste. Les autres nerfs crâniens sont intacts.

Femme, 24 ans, couturière, entrée dans le service le 20 mars 1900.

Rien de particulier dans les antécédents. Pas de tuberculose, ni de syphilis. A toujours été nerveuse.

Céphalalgie et anorexie depuis le 10 février dernier.

Quinze jours après l'apparition de ces troubles, elle est prise de vertige dans la rue et tombe sans connaissance. Pas de convulsions pendant cette attaque qui dure une heure et demie.

A partir de ce moment la céphalée redouble, surtout nocturne et provoquant l'insomnie. Les douleurs siègent à l'occiput et à la nuque.

Vomissements à type cérébral se reproduisant jusqu'à quatre fois par jour. La malade est alitée.

Huit jours après l'attaque la malade s'aperçoit de l'affaiblissement de sa vue. L'œil gauche est le premier atteint ; l'œil droit quelques jours après. L'amaurose progresse rapidement et devient complète en trois semaines.

Aurait eu le 10 mars une attaque d'épilepsie Bravais-jacksonnienne de tout le côté droit, sans paralysie consécutive.

Vertiges fréquents. Amnésie pour les faits récents.

A son entrée à l'hôpital :

Pas de troubles de la sensibilité, ni de la motilité.

L'olfaction et la gustation sont conservées. Il existe des bourdonnements d'oreilles, en sifflet s'accompagnant de vertiges. Toutefois l'acuité auditive est conservée ; et l'insufflation d'air ne produit pas de troubles, ce qui paraît devoir faire éliminer l'hypothèse d'une lésion labyrinthique (M. Cartaz).

Aucun autre trouble du côté des nerfs crâniens, sauf le nerf optique.

Hallucinations exclusivement visuelles (fleurs, paysage) avec subdélire doux, durant environ une semaine. Vertige giratoire : la malade a la sensation perpétuelle de tomber hors du lit ; elle s'accroche aux objets voisins, à la main qu'on lui présente.

Ni sucre, ni albumine dans l'urine.

Examen des yeux, 28 mars. — Pas de paralysie des muscles moteurs.

Pupilles en mydriase, immobiles.

Double papillite œdémateuse, également accusée des deux côtés. La papille, gris rosâtre, fait une saillie très accusée. Les parties voisines de la rétine sont également infiltrées et saillantes. Veines dilatées, foncées et tortueuses, formant un coude net sur les bords de la saillie.

Hémorrhagies punctiformes de la papille et de la rétine voisine ; quelques-unes en flammèches.

Amaurose des deux côtés.

3 juin. Le traitement (frictions mercurielles et iodure de potassium) a été fait pendant un mois. Depuis on a cessé tout traitement. L'état de la malade s'est peu à peu amélioré, et a continué à s'améliorer après la cessation du traitement. La céphalalgie, les

vertiges ont complètement cessé. Les vomissements et les crises épileptiques ne se sont pas reproduits.

L'examen ophtalmoscopique montre une double atrophie papillaire. La papille est encore très nettement saillante, à contours flous. Il n'existe plus traces d'hémorrhagies. Les artères très amincies sont presque nuisibles ; les veines sont légèrement sinueuses, leur calibre est rétréci. V = 0.

Observation 12.

(Clinique du Dr Abadie.)

Grand traumatisme. Céphalée. Vomissements. Somnolence. Œdème très accusé des deux papilles, avec forte amblyopie. Développement progressif des symptômes. Régression spontanée.

26 avril 1900. Homme, 41 ans, camionneur. Vigoureux. Bonne santé habituelle. Pas de syphilis. Alcoolisme ? Marié. Quatre enfants bien portants. Un cinquième est mort il y a un an, à l'âge de 18 mois, avec des crises convulsives.

La femme n'a pas eu de fausses couches.

Le 5 septembre dernier, le malade fait une chute d'une hauteur de 10 mètres. Il est transporté sans connaissance à l'hôpital, où l'on constate une fracture du bassin et une fracture de la jambe gauche. Pas de signes nets de fracture du crâne. Pas de paralysies.

A la fin du mois de décembre, quatre mois environ après son traumatisme, le malade commence à éprouver de la céphalée, en même temps il constate que sa vue baisse, la lecture est devenue impossible. Quand il est debout ou assis, il est pris de vertiges passagers, et de crises d'amblyopie, durant une à deux minutes. Pendant ces crises, le malade ne perçoit plus les objets et est incapable de se conduire.

Ces phénomènes vertigineux et ces crises d'obnubilation de la vue, n'existent pas dans le décubitus dorsal. Le malade, guéri de ses fractures, quitte alors l'hôpital. Les céphalalgies deviennent plus intenses et plus fréquentes, presque continues. Il se produit des vomissements presque quotidiens à caractère cérébral ; une certaine apathie intellectuelle ; de la somnolence. En même temps, l'affaiblissement de la vue s'accroît rapidement ; il est plus accusé pour l'œil gauche. Le malade peut à peine se conduire. Il reste alité, sans fièvre.

Cet état aigu dura environ un mois, jusqu'à la fin de janvier.

A partir de cette époque les vomissements cessent, la céphalée diminue, mais persiste, reparaissant une à deux fois par semaine. L'acuité visuelle s'améliore surtout de l'œil droit (le moins atteint). Les crises d'obnubilation de la vue ne se produisent plus que rarement.

L'amélioration est telle que le malade a recommencé à travailler il y a deux mois, et qu'il n'a pas depuis interrompu son travail.

Il est à remarquer que jamais le malade n'a suivi de traitement spécifique (ni mercure, ni iodure de potassium). Il n'a fait usage que de calmants : antipyrine, opium, contre la céphalée. On peut donc considérer comme spontanée la régression de tous les symptômes.

Le 26 avril, le malade se présente à la clinique pour les troubles encore persistants de la vue.

Ophtalmoscope. — Double papillite œdémateuse, plus accusée du côté gauche. Les papilles sont grisâtres, saillantes de 6 dioptries à gauche, de 5 dioptries à droite : les parties voisines de la rétine sont infiltrées et œdémateuses. Veines dilatées et tortueuses ; artères amincies formant un coude sur les bords de la saillie papillaire. Les vaisseaux sont au voisinage de la papille, voilés en partie par l'œdème rétinien. Hémorrhagies en petits foyers de la papille et de la rétine voisine. Pas de foyers blancs de dégénérescence.

Acuité : de l'œil droit V = 1/10 ; œil gauche V = 1/16. Champ visuel rétréci des deux côtés, du côté temporal à 50°. Du côté nasal il existe aussi un rétrécissement de plusieurs degrés.

Bonne perception des couleurs.

Du.

La céphalée est maintenant rare et légère. Plus de vertiges. Plus de vomissements. L'intelligence est intacte. Pas de troubles paralytiques, ni du côté des membres, ni *du côté des nerfs crâniens*, autres que le nerf optique. Pas de troubles de la marche, ni de la station.

Réflexes normaux. Il n'y a jamais eu d'ictus, ni de crises épileptiformes.

Pas d'albuminurie. Cœur et vaisseaux normaux.

Traitement prescrit : frictions mercurielles et iodure de potassium.

30 mai 1900. Le malade n'est revu qu'au bout d'un mois : il n'a suivi le traitement indiqué que pendant quelques jours (une semaine) ; puis, l'a complètement abandonné.

Toutefois l'amélioration a continué ses progrès.

La céphalalgie a complètement cédé ; il n'existe plus ni vertiges, ni obnubilations. L'acuité visuelle s'est élevée à 1/6 pour l'œil droit, à 1/10 pour l'œil gauche.

L'examen ophtalmoscopique montre peu de modifications du fond de l'œil, les papilles sont œdémateuses et saillantes, les veines dilatées et tortueuses. Toutefois les hémorrhagies papillaires et péripapillaires ont presque complètement disparu ; on en trouve à peine quelques vestiges.

Malgré la persistance d'un œdème encore très accusé, la disparition des foyers hémorrhagiques paraît être d'un bon pronostic pour l'évolution ultérieure de la lésion.

OBSERVATION 13.

(Service de M. le professeur RAYMOND.)

Hémiplégie droite en contracture précédée de deux attaques d'épilepsie Bravais jacksonnienne. Torpeur intellectuelle. Céphalée. Œdème de la papille. — Guérison.

Homme, 34 ans, tailleur. Entré le 23 août 1899.

Rien de spécial dans les antécédents. Pas de tuberculose ; pas de syphilis. Pas de signes d'alcoolisme. Bonne santé habituelle.

Il y a cinq ans, accident de voiture ; le malade reçoit un coup de pied de cheval à la tête. Depuis cette époque il se plaint de violents maux de tête qui paraissent surtout localisés au point traumatisé.

Le 13 juillet 1899, première attaque d'épilepsie jacksonnienne du côté droit sans perte de connaissance ; le bras et le membre inférieur droits restent paralysés. Les céphalées ont augmenté.

Dix jours après, seconde attaque semblable, débutant par le pied droit ; sans aphasie, sans perte de connaissance. L'hémiplégie droite devient plus complète.

Pas de vomissements. Pas de vertiges. Pas de troubles oculaires.

État du malade. — Au moment de son entrée, hémiplégie spasmodique droite, respectant la face.

Céphalée intense, surtout frontale, sans exaspérations nocturnes, empêchant le sommeil. Pas de points douloureux à la percussion du crâne.

Apathie. Torpeur intellectuelle, très accusée. Pas d'albuminurie. Pas de troubles de l'odorat, de l'ouïe, ni dans le domaine des autres nerfs crâniens.

Examen des yeux (1er septembre). — Nous constatons une double papillite œdémateuse au début : la papille est légèrement saillante, très colorée ; sa teinte se confond avec celle du fond de l'œil. Les contours en sont effacés. Veines dilatées et légèrement tortueuses. Pas d'hémorrhagies. La papille ne présente à aucun degré la teinte grisâtre que l'on observe dans un stade plus avancé, lorsque l'œdème infiltre et dissocie les fibres nerveuses. On a plutôt le tableau d'une congestion passive par stase veineuse.

L'acuité visuelle est normale. Les troubles, dont se plaint le malade, sont dus à une forte hypermétropie. Ils disparaissent par l'usage des verres correcteurs.

Traitement : frictions mercurielles et iodure de potassium.

Malgré le traitement, continué pendant deux mois, l'état du malade s'aggrave. La céphalée est terrible. Torpeur intellectuelle très accusée. Obnubilations passagères de la vue, dont l'acuité reste d'ailleurs normale dans l'intervalle. Le malade reste constamment alité. D'ailleurs pas de convulsions, pas de vomissements.

Examen des yeux (novembre). — Aspect classique de l'œdème papillaire.

Saillie marquée des deux papilles, dont le tissu infiltré ne présente plus la teinte congestive du début, mais une teinte plus pâle légèrement grisâtre. Dilatation des veines plus accentuée. Artères légèrement rétrécies. Les vaisseaux sont légèrement voilés au voisinage de la papille par l'œdème rétinien. Quelques foyers hémorrhagiques punctiformes et en flammèches autour de la papille.

L'état général du malade ne permet pas de vérifier l'acuité visuelle.

La suite de l'observation montre que peu à peu l'état du malade s'améliore : la céphalalgie, la torpeur intellectuelle se dissipent, et au mois de mars le malade n'éprouve plus d'autre gêne que celle qui résulte de sa légère hémiplégie.

Examen des yeux (avril 1900). — Le fond de l'œil est absolument normal : papilles normales à contours nets ; pas la moindre décoloration atrophique. Vaisseaux normaux. Les hémorrhagies se sont résorbées sans laisser de traces.

Des deux côtés, acuité visuelle normale (V. = 1). L'œdème papillaire a donc persisté six ou sept mois, sans amener de troubles permanents de la vision et sans laisser de lésions ophtalmoscopiques.

OBSERVATION 14.

(Service de M. le professeur RAYMOND.)

Paralysies oculaires. Diplopie. Parésie faciale gauche. Légère incoordination motrice du côté gauche. Début de stase papillaire. Céphalée. Vomissements.

Femme, 28 ans, couturière, entrée le 20 mars 1900. Père mort de tuberculose pulmonaire. Rien de spécial dans les antécédents personnels. Pas de fausse couche. Un enfant bien portant. Pas de syphilis appréciable.

Début. — En janvier dernier, la malade commence à éprouver des fourmillements dans la main gauche et des paresthésies au niveau des orteils du même côté.

Vers le milieu de février apparaît la diplopie, et un léger strabisme remarqué par l'entourage.

Depuis le début de mars, embarras progressif de la parole ; la malade devient inhabile, laisse échapper sans le vouloir les objets qu'elle tient ; en même temps la démarche devient incertaine, légèrement ébrieuse. — Depuis quelque temps, maux de tête légers et de rares vomissements.

État actuel, 20 mars 1900. — Démarche incertaine, ébrieuse. Instabilité. Exagération du réflexe rotulien à gauche. Réflexe de Babinski douteux. Légère ataxie du membre inférieur gauche.

Membre supérieur : Perte du sens stéréognostique et légère incoordination motrice du côté gauche. Pas de tremblement intentionnel.

Légère paralysie faciale périphérique gauche, très peu accusée. Pas de paralysie de la langue, ni du voile du palais. Parole lente, pâteuse, non scandée. Goût, odorat, ouïe, intacts.

Examen des yeux. — Paralysie incomplète des mouvements conjugués de latéralité. Nystagmus. Diplopie. Les mouvements de la convergence se font avec peine et lentement. Pas de troubles de l'accommodation ni des réflexes pupillaires.

Pas de lésions du fond de l'œil. Acuité visuelle normale. Bonne perception des couleurs. Champ visuel normal.

30 avril. Depuis quelques jours l'état de la malade s'est légèrement aggravé, céphalalgie plus intense ; vomissements quotidiens à caractère cérébral, vertiges fréquents.

Examen des yeux. — Paralysie complète aujourd'hui des mouvements de latéralité ; les yeux sont en léger strabisme interne. Diplopie homonyme.

A l'ophtalmoscope on constate une double papillite œdémateuse au début, également accusée des deux côtés.

Le disque optique est rouge, congestionné, sa teinte se confond avec celle du fond de l'œil ; les contours de la papille sont effacés.

Saillie à peine sensible. Les veines sont dilatées et légèrement tortueuses.

Acuité visuelle = 1/2 des deux côtés.

20 mai. L'image de la stase papillaire s'est accusée; la papille est maintenant nettement saillante et œdématiée. L'infiltration de la rétine voisine voile en partie les veines très volumineuses et sinueuses. Quelques petits foyers hémorrhagiques au voisinage de la pupille. Acuité 1/3.

Les autres symptômes ne se sont guère modifiés.

La paralysie faciale est toutefois plus nette. La céphalée et les vomissements se sont calmés.

OBSERVATION 15.

(Clinique de M. ABADIE.)

Œdème de la papille. Hémorrhagies papillaires et péri-papillaires. Céphalalgie. Vertige.

Femme, 31 ans, modiste. Pas de syphilis. Mariée. Deux enfants en bonne santé. Pas de fausse couche. Chlorose à 17 ans. Bonne santé habituelle. Pas de tuberculose personnelle, ni dans les antécédents.

La malade se présente pour la première fois à la clinique le 30 décembre 1899. Elle se plaint de troubles intermittents de la vue se produisant irrégulièrement une à deux fois dans la journée ou tous les deux ou trois jours : brusquement la vue se voile, les objets deviennent indistincts et sont vus comme à travers un brouillard. Ce trouble persiste un quart d'heure à une demi-heure et disparaît ensuite complètement. Ces phénomènes d'obnubilation passagère ont débuté il y a environ deux mois. En même temps apparaissent des crises de céphalalgie, durant un, deux ou trois jours, occupant les régions frontale et occipitale; des douleurs de la nuque, des nausées accompagnent la céphalalgie. Pas de vomissements.

De plus, la malade accuse des vertiges; de la fatigue après une marche un peu prolongée.

L'intelligence est intacte, pas de troubles paralytiques du côté des membres, sensibilité intacte. Réflexes normaux ; le signe de Kernig n'existe pas. Pas de paralysies oculaires. Ouïe, odorat intacts, de même que tous les nerfs crâniens, sauf le nerf optique.

Ophtalmoscope. — Des deux côtés : œdème très marqué de la papille ; la rétine voisine est infiltrée et œdémateuse ; les vaisseaux forment un coude très accusé. Saillie de la papille ; 2 dioptries et demie à l'image droite. Hémorrhagies punctiformes sur la papille et la partie voisine de la rétine. Veines dilatées et légèrement tortueuses. Artères amincies. C'est l'aspect typique de l'œdème papillaire, tel qu'on l'observe dans les cas de tumeur cérébrale. Les lésions sont également accusées des deux côtés.

Malgré l'existence de ces lésions ophtalmoscopiques très marquées, *l'acuité visuelle est normale des deux yeux : V = 1.*

Champ visuel normal.

Bonne perception des couleurs.

Pas de lésions organiques. Urines normales.

Traitement : frictions mercurielles ; iodure de potassium. Pendant un mois la malade suit ce traitement. Au bout de ce temps, on ne constate aucune modification appréciable du fond de l'œil. L'acuité est restée normale. Les crises d'obnubilation, les céphalées et les vertiges persistent, mais sont moins fréquents.

8 juin. La malade est restée quatre mois sans venir à la consultation, et a depuis le même temps cessé *tout traitement.* Les mêmes troubles ont persisté et se sont exagérés dans ces derniers temps.

Les troubles visuels sont maintenant des crises d'amaurose intermittente, complète, durant une à deux heures ; elles débutent subitement, sans cause appréciable, s'accompagnent de vertige, dérobement des jambes et chutes, sans qu'il y ait, en aucune façon, perte de connaissance, ni convulsions. La céphalalgie est plus intense, plus fréquente, plus tenace. De plus, depuis douze jours, vomissements.

La malade, en raison de l'aggravation de tous ces symptômes, des vertiges, de la céphalée, a dû s'aliter pendant huit jours.

Pas de fièvre. L'appétit est bon.

Une rémission spontanée s'est produite depuis deux jours, et aujourd'hui la malade a pu venir à la consultation, seule et à pied.

L'état du fond de l'œil ne s'est pas modifié depuis le dernier examen (il y a cinq mois). Même état œdémateux de la papille et de la rétine péripapillaire ; même état des vaisseaux. Toutefois les hémorrhagies sont moins abondantes.

L'acuité visuelle est restée normale. Champ visuel normal.

L'état général est bon. Motilité, sensibilité, réflexes rotuliens et plantaires normaux. Intelligence intacte.

En outre des troubles susmentionnés, la malade se plaint toujours de fatigue dans la marche, et parfois de tintements et bourdonnements d'oreille, sans rapports avec les crises vertigineuses. L'ouïe est d'ailleurs intacte. La démarche est normale : pas de titubation, pas de Romberg.

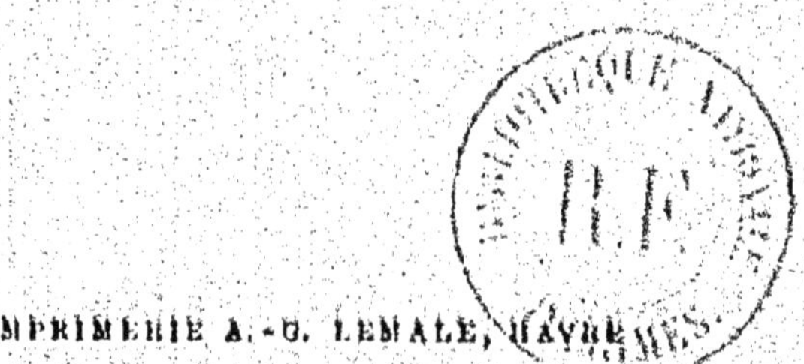

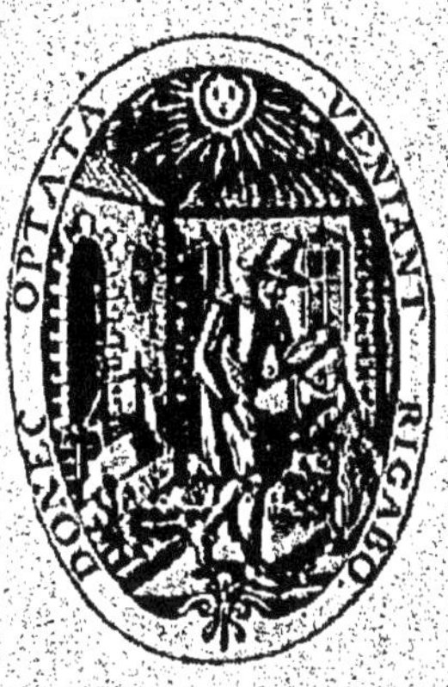

IMPRIMERIE A.-G. LEMALE, HAVRE

9 782019 981211